T0278207

EL
LENGUAJE
DEL
Yin Yoga

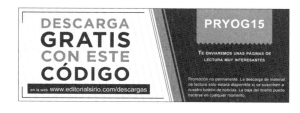

La información contenida en este libro se basa en las investigaciones y experiencias personales y profesionales del autor y no debe utilizarse como sustituto de una consulta médica. Cualquier intento de diagnóstico o tratamiento deberá realizarse bajo la dirección de un profesional de la salud.

La editorial no aboga por el uso de ningún protocolo de salud en particular, pero cree que la información contenida en este libro debe estar a disposición del público. La editorial y el autor no se hacen responsables de cualquier reacción adversa o consecuencia producidas como resultado de la puesta en práctica de las sugerencias, fórmulas o procedimientos expuestos en este libro. En caso de que el lector tenga alguna pregunta relacionada con la idoneidad de alguno de los procedimientos o tratamientos mencionados, tanto el autor como la editorial recomiendan encarecidamente consultar con un profesional de la salud.

Título original: The Language of Yin
Traducido del inglés por Elena Sepúlveda
Diseño de portada: Editorial Sirio, S.A.
Ilustraciones de Voloshina Svetlana
Maquetación: Toñi F. Castellón

© de la edición original
   2019 de Gabrielle Harris - Luminary Press

Permisos:
- El poema *She Let Go* [Ella soltó] se usa con el permiso de Sapphire Rose
- Cita de Abraham Hicks © por Jerry y Esther Hicks, AbrahamHicks.com
- Cita de Pema Chödrön de su libro *Cuando todo se derrumba: palabras sabias para momentos difíciles*, Gaia Ediciones

Se ha hecho todo lo posible por citar las fuentes y a los autores de las citas

© de la presente edición
   EDITORIAL SIRIO, S.A.
   C/ Rosa de los Vientos, 64
   Pol. Ind. El Viso
   29006-Málaga
   España

www.editorialsirio.com
sirio@editorialsirio.com

I.S.B.N.: 978-84-19105-85-1
Depósito Legal: MA-208-2023

Impreso en Imagraf Impresores, S. A.
c/ Nabucco, 14 D - Pol. Alameda
29006 - Málaga

Impreso en España

Puedes seguirnos en Facebook, Twitter, YouTube e Instagram.

 El papel utilizado para la impresión de este libro está **libre de cloro** elemental (ECF) y su procedencia está certificada por una entidad independiente, no gubernamental, que promueve la sostenibilidad de los bosques.

GABRIELLE HARRIS

EL LENGUAJE DEL

Yin Yoga

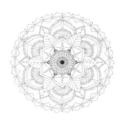

TEMÁTICAS,
SECUENCIAS E INSPIRACIÓN
PARA DAR VIDA A TUS
CLASES DE YOGA

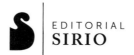

EDITORIAL
SIRIO

A Tom, Bella y Noah,
mis luminarias.

Índice

CAPÍTULO 1

TEMÁTICAS TRANSFORMADORAS

19

CAPÍTULO 2

YIN KRAMA

31

CAPÍTULO 6

LOS OCHO PASOS

79

CAPÍTULO 7

TRADICIONES DE SABIDURÍA

163

CAPÍTULO 8

MUDRA, MANTRA

285

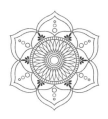

AL PRINCIPIO

Era un cuento sencillo de un mono que tenía la mano en una vasija de barro. Al agarrar firmemente el cacahuete y no querer soltarlo, la mano del mono quedó atrapada y el profesor de yoga ilustró así el concepto de «dejar ir». A partir de ese momento, me enganché. No puedo decirte en qué postura fue, pero sí cómo me sentí: inspirada. Esta enseñanza fue el comienzo de mi formación de yoga.

> *Puede que olviden lo que has dicho, pero nunca olvidarán cómo les has hecho sentir.*
>
> CARL W. BUEHNER

Imagínate que pudiésemos cautivar el corazón y la imaginación de las alumnas y alumnos para que quisiesen cambiar o ver las cosas desde otro ángulo. ¿Y si pudiésemos decir algo que cambiase una vida para mejor? O que alguien se te acercase después de la clase y te comentase: «Necesitaba oír lo que has dicho».

Imagínate que puedes marcar la diferencia.

Este tipo de comentarios y opiniones me están llegando desde que comencé a introducir temáticas en mis clases de yoga.

Las posturas de yoga, en sí mismas, ya son lo suficientemente ricas, por lo que una clase puede tener sentido como secuencia sin más. Las clases secuenciales no tienen nada de malo. Sin embargo, al añadir una temática adecuada a una buena secuencia se puede lograr una mayor profundidad, una experiencia más completa y una comprensión más íntima.

Las temáticas aportan contexto. Sin contexto, lo que aprendemos flota en una burbuja aislada de conocimiento. Aprender dentro de un marco de referencia hace que la experiencia sea más real y personal, y que resulte más fácil trasladar la lección a las vidas de los alumnos y sus mundos. Si podemos equiparlos con más herramientas para que vivan una vida más feliz y más fácil, despertarlos a la autoindagación y motivar la práctica personal, habremos alcanzado la meta más alta como enseñantes.

Esta obra surgió de forma natural del deseo de recopilar las lecciones de más de mil horas de formación y de muchos años escribiendo sobre yoga. Fue una expresión de lo que había aprendido durante la última década de ser tanto profesora como estudiante de esta disciplina.

Mi intención con este libro es educar y recordarnos algunas de las temáticas más reconocibles y útiles para el yoga, especialmente el yin yoga. En él se incluyen ideas, citas, lecturas, filosofía y secuencias que se adaptan fácilmente a cualquier clase. También hay una sección sobre cómo crear temáticas y consejos para enseñar. *El lenguaje del yin yoga* es una guía práctica a la que se puede recurrir cuando vas con prisas o necesitas una dosis de inspiración para dar vida a una clase. Como profesora, una pregunta que me hago a diario es: «¿Qué voy a enseñar hoy?». Este libro responderá a esa pregunta.

En él encontrarás muchas lecturas inspiradoras. Espero que tomes la esencia de lo que halles aquí y lo hagas tuyo para que cuando tus alumnas y alumnos te escuchen, te estén oyendo a ti, tu voz y tu mensaje. A través de tu mensaje, mi deseo es que se sientan lo suficientemente inspirados para buscar y aprender más por ellos mismos.

Te deseo mucho éxito e inspiración para tus temáticas.

Si quieres construir un barco, no pongas a la gente a recoger madera ni les asignes tareas y trabajos; mejor enséñales a anhelar la inmensidad infinita del mar

Antoine de Saint-Exupéry

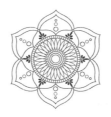

CAPÍTULO UNO

TEMÁTICAS TRANSFORMADORAS

Una secuencia es una serie de posturas o pasos que aportan un orden lógico a tu clase.

La temática es un referente didáctico que se entreteje a lo largo de toda la clase y que puede ser físico, energético, filosófico, emocional o inspirador.

Una temática tiene el potencial de tomar lo ordinario y desviarlo hacia lo mágico. Esta alquimia es la clave para ofrecer una experiencia completa y hacer que tu clase sea memorable y gratificante. Con el poder de las palabras, las posturas y las temáticas tienes los ingredientes que necesitas para transformar a las personas, hablar desde el corazón del yoga, nutrir, mover energía y hacer que la gente sienta que le estás hablando directamente. Cuando conseguimos que las temáticas sean relevantes y accesibles, posibilitamos que las alumnas y alumnos se vean a sí mismos con más claridad y compasión y, con un poco de suerte, los estimulamos a hacer cambios, a soltar o a encontrar más satisfacción. Por medio de las temáticas, podemos transmitir el espíritu del yoga y convertirlo en algo aplicable a nuestras vidas, nuestras relaciones y nuestras carreras.

Para crear temáticas memorables, hemos de adentrarnos en lo profundo de nuestro ser y, de este modo, convertirnos en un canal o un puente entre lo que son nuestras lecciones a nivel personal y lo que siente universalmente la conciencia colectiva. Todos tenemos luchas y traumas en nuestra vida con los que podemos crear temáticas. Gracias a esa autenticidad, tendremos el poder de generar valentía. La valentía es el vínculo que nos hace avanzar, sobre todo cuando las cosas se ponen difíciles.

Como se dice en el *Bhagavad gita*, lo más importante es seguir tu propio *dharma* (tu vocación, tu camino):

> *Es mejor seguir tu camino y fracasar*
> *que aspirar a llevar la vida de otra persona. Aprendemos*
> *y crecemos a base de tropezar y caernos.*

Si miramos a otros en busca de nuestros valores fundamentales, engendraremos nuestra propia inseguridad.

Cuando dirigimos la mirada hacia nosotros mismos, lo hacemos con sinceridad y hablamos desde el corazón, estamos creando una experiencia real. Cuando somos francos, dejamos espacio para que se despliegue una experiencia creíble en el corazón de los demás. Nuestras verdades, valores fundamentales, mensajes y lecciones son las enseñanzas más hermosas que tenemos; gracias a ellas el don de la alegría y el amor por lo que haces pueden surgir.

> *Ya poseemos lo que necesitamos.*
> *Aquello que buscamos ya existe en nuestro interior.*

No sabemos qué trae cada alumna o alumno en su equipaje mental, emocional y físico, pero todos queremos que nos amen, nos sientan y nos vean. Piensa en tus temáticas como una forma de prestar esta atención y este cuidado.

A continuación encontrarás una lista de elementos que debes tener en cuenta a la hora de crear temáticas para tu clase:

★ La temática debe interesarte, expresar tu personalidad y brotarte del corazón.

★ Es algo que estás a gusto enseñando y que comprendes en tu vida o en tu cuerpo.

★ Se puede adaptar a tu energía. Los días que no tienes nada o te sientes vacía, puedes hablar desde ese espacio. A veces solo necesitamos ser. Es fácil detectar la falta de autenticidad cuando hablamos por hablar.

★ Motiva a la gente a pensar o reflexionar sobre sus vidas o sobre sí mismos más allá de la piel y los huesos. Las enseñanzas que sacuden las ideas que tenemos sobre nosotros mismos, o que nos recuerdan algo que hemos olvidado, tienden a ser «pegadizas». Al igual que un buen libro, una temática relevante es difícil de soltar, y quizá volvamos a recordar sus lecciones a lo largo del día.

★ La gente se identifica más con las enseñanzas que son universales, inspiradoras y fáciles de recordar.

—— ❁ ——

FASES DE LA TEMÁTICA

Antes de la clase

1. Decide qué tipo de temática te gustaría emplear:

TEMÁTICAS PERSONALES

A la hora de elegir temáticas relacionadas con tu vida, escoge un lenguaje que sea universal y se dirija a todo el mundo en la clase. Compara estas dos temáticas: «Me cuesta terminar las cosas a tiempo y me siento abrumada» y «La vida es frenética; ¿podrías encontrar ahora mismo un lugar en tu interior que esté tranquilo y en calma?».

TEMÁTICAS BASADAS EN POSTURAS

Escoge familias de asanas como temática para tu clase, por ejemplo extensiones, flexiones o aperturas de cadera. Otra posibilidad sería considerar las posturas necesarias para abrir el cuerpo en una flexión hacia atrás y guiar al grupo en la preparación requerida para llegar a una postura desafiante, como el Sillín.

Elige una postura o un grupo de posturas y pregúntate: «¿Qué transmite esta postura desde el punto de vista metafórico, filosófico o personal?». Por ejemplo, la Mariposa evoca las temáticas de haber nacido dos veces, de dificultades ante los avances, de libertad y belleza.

TEMÁTICAS ANATÓMICAS

Crea una práctica en torno a una zona del cuerpo como, por ejemplo, los pies. También puedes crear una secuencia basada en acciones corporales opuestas: extensión y flexión, tensión y compresión o rotación interna y rotación externa.

TEMÁTICAS BASADAS EN LA NATURALEZA

Las temáticas relacionadas con la luna, las estaciones, las cualidades de los animales y las plantas, la luz y la oscuridad o el momento del día conducen a las alumnas y alumnos a una comprensión más profunda de nuestra interconexión con la naturaleza.

TEMÁTICAS DIDÁCTICAS CLÁSICAS

Los *Yoga sutras*, el *Bhagavad gita*, los *Upanishads* y el budismo son todos fuentes ricas en materia filosófica. También abunda el simbolismo en figuras mitológicas o deidades que brindan sabiduría y enseñanzas sobre la condición humana.

2. Elabora una afirmación que sintetice la temática, como podría ser:

   Hoy vamos a practicar el movimiento desde el centro. Anatómicamente, el centro es lo que se encuentra cerca de los huesos, aquello que te da fuerza y te sostiene en la vida. Nuestros valores centrales son los que están cerca del corazón y nos aportan valentía y convicción. Tómate un momento para preguntarte cuáles son tus valores centrales en la vida. ¿Qué es lo más importante para ti o qué creencias te dan fuerza?

3. Busca sinónimos para tu palabra y haz una lista con ellos en un banco de vocabulario.

   Esto te ayudará a expresarte sin repetirte excesivamente. Crear un banco de palabras para diferentes temáticas es una buena idea.

   Aquí tienes un banco de palabras para evocar *bhavana* o el cultivo de lo yin:

CULTIVAR	crecer, alimentar, nutrir, promover, fomentar.
DISOLVER	dejar ir, suavizar, derretir, diluir, disipar.
APOYAR	asistir, impulsar, alentar, cargar, mantener, fortalecer, respaldar, sostener.
CUIDADOSAMENTE	dulcemente, lentamente, con ternura, con cariño, con delicadeza, tranquilamente, con liviandad, amablemente.
ENRAIZAR	raíz, ancla, conectar, asentarse.
ABRIR	florecer, revelar, expandir, desbloquear, desplegar, desenvolver.
SUAVIZAR	atenuar, facilidad, derretir, relax, entregarse, rendirse, hundirse, liberar.
ENERGÍA	vibración, resonancia, eco, armonía, pulsación, reverberación, vacilación, espíritu, vivacidad, fosforescencia.

4. Cuando hayas elegido tu temática, redúcela a una palabra o a una frase, por ejemplo:

«Nuestro centro es la esencia de nuestro ser».

Hacerlo te proporcionará un mapa energético y temático al que podrás referirte a lo largo de la clase.

5. Tómate un tiempo para meditar, hacer unas cuantas posturas yin o establecer una intención para la clase. Todo ello te ayudará a consolidar tus ideas y, si te está resultando difícil definir una temática, puede que surja algo.

Durante la clase

1. Presenta la temática en pocas palabras.
   Puedes utilizar tu afirmación, una cita o una lectura inspiradora. Hazlo breve y dulcemente.
2. Conduce a los alumnos a la postura o la primera parte de la secuencia, pues estar en una postura les va a ayudar a encarnar las temáticas. Si no empiezas con las posturas en los primeros minutos, los alumnos podrían desconectarse.
3. Vuelve a la temática al menos una vez a mitad de la clase y otra al final.
   Ten cuidado de no «descargarla» toda al principio. Regresa a tu temática o ánclate en ella al menos una vez más durante la clase y una vez al final. Piensa que es como llegar a casa con la compra y sacar cada producto de uno en uno pausadamente, en lugar de poner la bolsa bocabajo y derramar todo su contenido sobre la mesa.
4. Piensa en los espacios como formas de «gotear» la temática. Al igual que ocurre con los aceites esenciales, un par de gotas bien colocadas tienen más potencia que un perfume diluido. Hablar demasiado es un factor que puede desanimar a los alumnos y tiende a sobrecargarlos. También diluye tus temáticas y la gente se puede desconectar. Escribe lo que quieres decir y luego redúcelo a la mitad, y luego a la mitad de la mitad, hasta que tengas la esencia de lo que deseas transmitir. Al igual que el *ikebana*,* tu temática es tan venerada por sus espacios vacíos como por sus contenidos.

---

* N. de la T.: El *ikebana* es el arte japonés de hacer arreglos florales. Proviene de la religión sintoísta y cuenta con varios siglos de antigüedad. A diferencia de los centros florales que se hacen en Occidente, en Japón los elementos disponen de bastante espacio entre ellos, recurriendo siempre a la menor cantidad de piezas para una estructura sencilla.

5. Recuerda dejar espacio y silencio en *Savasana* durante al menos un par de minutos.

Habla desde el corazón.
Habla desde tu experiencia personal.
Desapégate de los resultados.

Después de la clase

Reconoce qué ha ido bien en lo que has hecho y algo que te gustaría mejorar para la próxima vez.

Reflexiona y afina.

Disfruta de los errores tanto como de los éxitos.

No temas utilizar y reutilizar tu temática durante la semana. De esta manera se puede enriquecer y los alumnos obtendrán una mayor comprensión del mensaje o la lección a través de diferentes enfoques.

Y lo que es más importante: deja de lado la voz interna del juicio cuando salga a relucir.

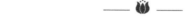

CONSIDERACIONES PEDAGÓGICAS

El poder de la voz

Una voz puede reconfortar y contribuir a sanar, puede orientar y favorecer la concentración. Puede enseñar o guiar. Si modulamos cuidadosamente su tono, ritmo y velocidad, nuestra voz puede ayudar a transmitir nuestras temáticas. En el yin, el talante es más bien tranquilo, pero eso no significa que debamos susurrar o hablar en un solo tono. Que explores tu voz es muy importante. Habla a tus alumnas y alumnos del mismo modo que hablarías a tus amigos. Acepta tu singularidad y tus sonidos individuales y encuentra la manera de expresarlos sin ser prepotente. Piensa en tu voz como un cálido edredón que colocas sobre la alumna o el alumno, como una mano que anima y sostiene.

Uso del lenguaje

Ten en cuenta estos aspectos a la hora de elegir tus palabras. ¿Estás guiando o enseñando?

Cuando estés enseñando, el lenguaje debe ser directo pues necesitas transmitir una idea. Exprésate en positivo, con verbos que denoten acción.

Eleva la mano derecha y coloca el pulgar sobre la fosa nasal derecha.

EVITA...
- «Me gustaría que hicieses... [tal o cual cosa]».
- «Cuando estés lista...».
- «Necesito que hagas... [esto o lo otro]».
- «Elevando la mano derecha y colocando el pulgar...». El uso del gerundio diluye el poder de los verbos de acción.

BUSCA...
- ★ Ser clara y concisa.

Cuando guíes, el lenguaje puede ser más indirecto y conversacional. Imagina que te diriges a un buen amigo. Al guiar, pasamos a un segundo plano y nuestro papel consiste más en escuchar. Mientras guiamos a alguien en su experiencia, podemos:

★ Sugerir: «Intenta mover el pecho ligeramente hacia la izquierda».

★ Animar: «La concentración en la sala es poderosa/palpable».

★ Preguntar: «¿Puedes notar la sensación profundamente, en los huesos?».

EVITA...

- Usar palabras de relleno, como «bueno» o «agradable».
- Decirles cómo se sentirán: es su experiencia, no sabemos cómo se sentirán en una postura determinada.
- Expresar lo que estás pensando, por ejemplo: «Perdón, lo que quería decir/hacer...».
- Usar palabras que no tienen ningún significado para la alumna o el alumno, algo especialmente importante si utilizas términos en sánscrito. Ofrece también la palabra en tu idioma o una breve explicación.
- Hablar en negativo, con «noes».

El lenguaje del yin

Encontrar la manera de ser clara y, al mismo tiempo, animar a los y las practicantes a profundizar en su conciencia es una habilidad que desarrollamos con el tiempo. Para florecer como profesores, hemos de buscar continuamente nuevos caminos en el seno de los antiguos y cuestionarnos lo que decimos y cómo lo decimos. He aquí una lista de frases para que te expreses de forma única:

Florece en la postura/forma/integración.

Ensancha la piel de la parte baja de la espalda.

Deja caer en cascada la columna sobre los muslos.

Enrolla la parte delantera del cuerpo separándola del suelo.

Acomoda el torso sobre las rodillas.

Acomódate en la postura.
Expande la respiración tridimensionalmente.
Ahueca y *suaviza* la base de la garganta.
Anida la cabeza entre las manos.
Mantén la postura tanto tiempo como lo sientas terapéutico.

Crear el espacio

El silencio es un espacio vacío.
El espacio es el hogar de la mente despierta.

BUDA

Una de las razones por las que sentimos el yin tan nutricio es que, mientras lo practicamos, podemos crear algo de espacio en nuestra vida. Al enseñar yin, es vital proporcionar un espacio amplio en el que los alumnos puedan vivir su propia experiencia de la postura. La gente disfruta de ese tiempo de tranquilidad y contemplación. Al no hablar y jugar con los silencios, no solo haces que tu mensaje sea más potente, sino que aportas una experiencia de amplitud muy necesaria en la práctica.

Cuando enseñes, anima a buscar los espacios...: el espacio entre la inhalación y la exhalación... el espacio entre las posturas cuando nos tumbamos en la Integración... el espacio que se genera en el cuerpo cuando el tejido conectivo empieza lentamente a abrirse... el espacio en los canales por los que fluye la energía... y el espacio en la mente cuando los pensamientos empiezan a disminuir.

Si afinamos los sentidos, podemos descubrir que el espacio no está vacío, sino que es rico y en él hay plenitud. Es un tiempo para sentir y percibir, un tiempo para observar y aprender, un tiempo para escuchar y esperar. Todos los espacios son regalos.

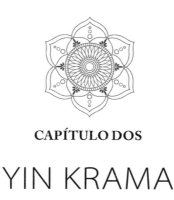

CAPÍTULO DOS

YIN KRAMA

Aquí tienes más detalles sobre las cinco fases de la práctica de yin yoga según me las transmitió Joe Barnett, además de algunas sugerencias para su enseñanza.

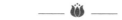

FASE UNO: ÁREA OBJETIVO

Ten en cuenta estas preguntas a la hora de elegir tu metodología para enseñar: ¿cuál es el objetivo funcional de la postura que estás enseñando? ¿Cómo puedes guiar a alguien en una postura para que se sienta libre de explorar variantes de lo que ofreces? ¿Cómo consigues destacar la singularidad de los esqueletos de las alumnas y alumnos con sus diferentes curvaturas y proporciones?

Las diferencias de un alumno a otro van a requerir diversas formas y configuraciones de la postura para lograr el objetivo funcional, también conocido como área objetivo.

AL ENSEÑAR UN ÁREA OBJETIVO, ENCUENTRO QUE AYUDA:

- Decirles dónde es probable que sientan la postura o cuál es el objetivo funcional.
- Animarlos a moverse y modificar la postura hasta que perciban alguna sensación en el área objetivo.
- Recordarles que la forma de sus posturas no tiene tanta importancia como lo que sienten y dónde lo sienten.
- Hacer preguntas y ofrecerles sugerencias individuales.
- Ofrecer accesorios y modificaciones.

Fase dos: asentarse, quietud y profundizar

Permite que los alumnos se tomen hasta un minuto para explorar la postura y asentarse en relativa quietud en el cuerpo y la mente. Cuando entramos en una quietud relativa, los músculos se relajan y los efectos de la postura pasan desde las capas superficiales del cuerpo a las más profundas.

A medida que van entrando en más quietud y más calma, yo adopto un papel más de observadora. En esta fase, hablo menos (o no digo nada) para ofrecerles un espacio donde explorar las dinámicas internas y externas de sus cuerpos. El tiempo promedio para mantener las posturas es entre tres y cuatro minutos. No obstante, esto variará dependiendo de la practicante y de la postura.

Fase tres: salir con cuidado

Anima a los alumnos a permanecer relajados al salir de la postura (a salir con calma a pesar de la intensidad). La sensación que se tiene al salir de una postura de yin puede ser de vulnerabilidad y fragilidad.

Recuérdales que después de una postura de yin, los tejidos estarán momentáneamente debilitados y que la sensación de «dolor», «entumecimiento» o «adormecimiento» que sienten es normal; es una señal de que el cuerpo se está reajustando y fortaleciendo.

Salir de una postura de forma yin, con suavidad, ayuda a mantener los músculos relajados y evitar que se agarroten.

FRAGILIDAD

En ocasiones, los humanos pueden parecer frágiles, como el cascarón de un pájaro que está a punto de nacer, como si fuésemos a rompernos si alguien nos diese un golpecito más. Podemos sentirlo en momentos de enfermedad o dolor emocional. También cuando alguien nos decepciona, si tenemos un accidente o la vida nos da un revés. Cuando una mariposa emerge de su prisión que se rompe, renace más fuerte a una nueva vida. Cuando un pollito emerge de su cascarón es «antifrágil», pues se ha fortalecido en los momentos de prueba. Los sentimientos de fragilidad son normales y humanos, y una oportunidad de observarnos renacer.

Abrázalos.

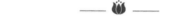

Fase cuatro: qi e integración

Deja que las aguas se calmen y verás las estrellas y la luna reflejadas en tu ser.

Rumi

La Integración

Después de un tiempo en la postura, invítalos a tumbarse sobre la espalda y sentir los efectos o la «Integración» de la postura. La resonancia resultante puede ser física, energética o mental. Habrá quien sienta sensaciones físicas fuertes y quien apenas las experimente. Como el yin estresa el tejido conectivo denso, las sensaciones físicas tras la postura se manifestarán relativamente pronto y puede que aumenten en intensidad antes de acabar amainando. Este es el momento de animar a las alumnas y alumnos a observar qué les está ocurriendo.

Qi fluye por las vías (*nadis*/canales) y su buen fluir es indispensable para una buena salud. Cuando hacemos las posturas, bloqueamos temporalmente la circulación de *qi*, sangre y fluidos hacia determinadas áreas; al salir, aumentamos la circulación de *qi* a través de los canales correspondientes. Este proceso eleva nuestra energía vibratoria al eliminar aquello que está estancado y absorber energía más fresca y más limpia. Cuando nos tumbamos en la Integración, podemos notar esta sensación de liberación a medida que *qi* recorre nuestro ser.

Como si fuésemos redes eléctricas, cuando encendemos la chispa de una postura en nuestro cuerpo, la totalidad del sistema comienza a vibrar. Y es cuando estamos en la Integración cuando sentimos esta fosforescencia con mayor intensidad.

Mientras los alumnos permanecen en la Integración, mi lenguaje se centra en la energía y los animo a que sientan lo que experimentan. Las vibraciones sutiles, las molestias, la temperatura, los cambios de presión o el fluir del *qi* se suman a la calidad meditativa de esta fase. Tras un par de minutos, cuando cualquier residuo de sensación ha desaparecido, quizá hagamos un poco de movimiento yang para aumentar el suministro de sangre en el área de fragilidad.

LENGUAJE DE INTEGRACIÓN

- Identifica cualquier cambio que se dé más allá de la piel y los huesos.
- Siente y sigue las sensaciones que surgen.

- Quédate con cualquier pensamiento, emoción o sensación; deja que todos sean bienvenidos.
- Sé consciente de qué se está desplegando en ti.
- Observa la calidad de tu quietud.
- Pausa para recibir.
- Percibe cualquier diferencia entre tu lado derecho y tu lado izquierdo.
- Reflexiona sobre la experiencia de la postura.
- Comprométete a estar aquí para ti misma, para ti mismo.
- Abandona cualquier necesidad de estar en otro lugar.

Se puede hacer una Integración tras cada postura, entre un lado y otro de la misma postura, solo en determinados momentos de la práctica o no hacerla en absoluto. Puede ser mientras se estamos tumbados, sentados y erguidos, o en cualquier posición que permita sentir el movimiento interno de la energía. La Integración puede ser corta, de menos de un minuto, o durar hasta cinco minutos.

Canciones para la Integración

INTEGRACIÓN Y TANTRA

Según el Tantra, somos manifestaciones de un poder superior, ya sea la naturaleza, dios o la conciencia. Dicho poder superior tiene una energía, un latido que impregna a todos los seres sintientes. Es el murmullo constante del universo y, si nos quedamos bien quietas, podemos acceder a sus mensajes.

Así que... siente lo que has despertado..., el pulso..., el calor..., la circulación..., la energía..., los tejidos suaves. Percibe lo que sientes... sin añadir historias..., sin añadir juicios.

Permanece con lo que ocurre en este preciso instante, descansando en el silencio y el espacio, de forma que puedas prestar atención al murmullo de tu vida interior y escucharlo.

INTEGRACIÓN PARA LA COLUMNA

A medida que alargas la columna, comienza a sintonizar con este canal de energía sagrada…, allá a donde va tu mente, fluye tu *qi*. Imagina que tu columna es una pajita… Al inhalar, siente que el aire sube a lo largo de la columna hasta la coronilla… Al exhalar, siente una liberación lenta y extendida que baja por la columna vértebra a vértebra.

Con cada inhalación, siente un ligero elevarse de la columna y con cada exhalación, siente como si estuvieses imprimiendo en arcilla la huella de los huesos vertebrales.

Siente cómo cada respiración te lleva más y más a asentarte en lo profundo de tu ser.

INTEGRACIÓN EN LA TRANSICIÓN

Cierra los ojos y atraviesa la puerta de tu paisaje interno. Exhala cada parte de tu ser: física, mental y emocional. Asienta los huesos de la parte trasera de tu cráneo… relaja la cara.

Espera aquí. Permanece en quietud y no intentes «reparar» nada, ni llenar el vacío. La Integración es la transición que se da entre los cambios. Descansa aquí, siente y espera pacientemente la próxima marea de amor que te colmará.

Qi

Qi es el término que más se suele usar para referirnos a la energía en la práctica de yin. He aquí algunas otras palabras en sánscrito que designan la energía interna del cuerpo:

- *Tamas*: energía lenta, torpeza.
- *Rajas*: energía de fuego, alerta.
- *Sattva*: energía equilibrada.
- *Prana*: la energía activa entrante que se mueve hacia dentro y hacia arriba.
- *Apana*: la energía descendente saliente asociada con aquella energía que ponemos en el mundo.
- *Spanda*: el pulso de la vida al manifestarse en una forma viva.

La palabra *qi* significa, literalmente, 'aire' o 'gas'. Figurativamente, *qi* es energía vital o la chispa que da vida a toda la existencia.

QI EN DIFERENTES CULTURAS

- Maorí: *Mauri*, la vitalidad y cualidad esencial de un ser o una entidad.
- Japonesa: *Ki*, fuerza vital que circula.
- Hindú: Prana o *shakti*, movimiento continuo.
- Tibetana: *Lung*, a grandes rasgos, viento o aliento.
- Egipcia antigua: *Ka*, la parte espiritual de un ser humano que sobrevive con el alma tras la muerte.
- Griega: *Pneuma*, el alma vital o la energía creativa de una persona.

Todo en la naturaleza vibra con *qi* (*wu-qi*) y es una expresión de *qi*. Esta energía sutil y amorfa es el vínculo entre el cuerpo, la mente y el espíritu, así como la base de toda la vida. Nuestra existencia física se ve animada por esta fuerza vital invisible, que no se puede crear ni destruir. *Qi* está en constante transformación; todo aquello que tiene vida lo emite y absorbe. Cuando se recoge, se convierte en materia. Cuando se dispersa, se convierte en espacio. Cuando está equilibrada, genera salud. Cuando es deficiente, se da la enfermedad. Es lo que anima nuestras almas y lo que mueve nuestra vida interna. Cuando se disuelve, cesamos de vivir.

Al nacer, heredamos energía de nuestros padres: nuestro *qi* prenatal.

Al respirar, absorbemos en los pulmones *qi* del oxígeno (*qi* del cielo).

Dicha energía se mueve por el cuerpo y los órganos creando nuestros pensamientos y emociones.

Se dice que cada órgano contiene su propio *qi*, el cual se considera diferente del *qi* de los meridianos.

A veces, si estamos en quietud y en calma, podemos sentir la voz de la energía de la naturaleza en el romper de las olas, en la sombra de un árbol o en el poder del sol.

Esta puede también ser la explicación de por qué nos sentimos bien en presencia de otras personas, ya que están emitiendo qi *que iguala o eleva el nuestro. Es algo que el mundo necesita ahora mismo. Necesita gente que sane, gente que escuche, gente que cuide, ame, sirva…, que eleve la vibración propia y la de los demás. A veces necesitamos que nos eleven, nos conmuevan y nos inspiren. Piensa en tu práctica de yin como en una forma de utilizar plenamente tu tiempo aquí en la tierra fortaleciendo y limpiando tu energía para que el* qi *que transmites sostenga y apoye a quienes lo necesiten.*

FASE CINCO: MOVIMIENTOS YANG

Los movimientos fluidos de yang yoga ayudan a movilizar *qi* a través de los espacios que has abierto. Según los movimientos yang bombean la energía a través de los canales o meridianos abiertos, las alumnas y alumnos terminarán con un cuerpo energético más equilibrado.

Los siguientes movimientos son suaves y medianamente estimulantes:

Cuartos de Saludo al Sol

Comienza en la postura de la Montaña. Inhala, eleva los brazos; exhala, lleva las manos al corazón.

Repite de cinco a diez vueltas.

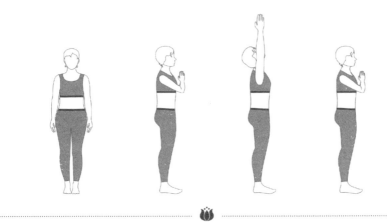

Medio Saludo al Sol

Inhala, eleva los brazos; exhala, saluda a la tierra inclinándote; inhala, eleva la columna a medio camino; exhala, saluda a la tierra inclinándote; inhala, elévate hasta quedar de pie con los brazos estirados por encima de la cabeza; exhala, lleva las manos al corazón. Repite de dos a cinco vueltas.

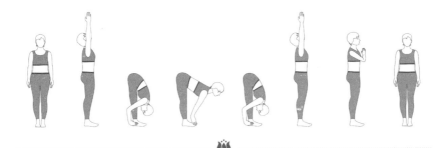

Llamando a la puerta de la vida

Empieza en la postura de la Montaña sin tensar las rodillas y con los pies separados al ancho de las caderas. Gira los hombros y el torso en una torsión hacia la izquierda. Según lo haces, el brazo derecho se doblará y «golpeará» el abdomen mientras el brazo izquierdo se pliega y conecta con la parte baja de la espalda. Luego gírate hacia la derecha. Sigue moviéndote de un lado al otro y ganando impulso a medida que los brazos y las manos conectan con el torso y giran al unísono de los movimientos. Esta es una magnífica forma de revitalizar y activar la energía viciada o estancada en el cuerpo.

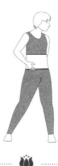

Semilla dorada

A) Empieza de pie con los pies separados la distancia de una pierna. Gira los pies hacia fuera 45 grados, afloja las rodillas y deja que los brazos cuelguen a los lados del cuerpo.

B) Al inhalar, eleva los brazos por encima de la cabeza.

C) Al exhalar, entra en la postura del Caballo con las rodillas dobladas y alineadas por encima de los dedos de los pies.

D) Empuja con las palmas de las manos abriéndolas hacia ambos lados de la habitación. Inhala y permanece ahí.

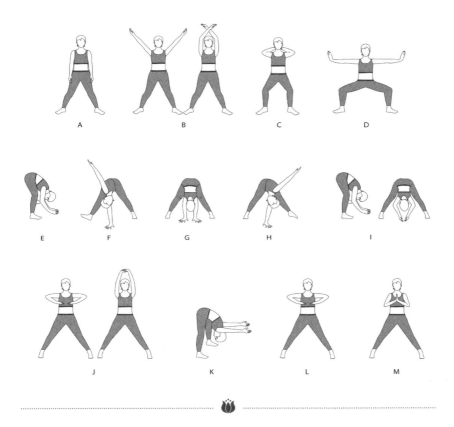

E) Exhala, estira las piernas, gira los pies hacia delante y flexiónate para colocar las manos en el suelo.

F) Inhala, mantén la palma derecha en el suelo o en un bloque y haz una torsión hacia la izquierda. Siente cómo se abre tu pecho al levantar la mano izquierda hacia el cielo.

G) Exhala, vuelve a colocar la mano izquierda en el suelo.

H) Inhala, repite la torsión hacia el otro lado y eleva la mano derecha hacia el cielo.

I) Exhala y vuelve a colocar la mano derecha en el suelo. Gira ambas palmas hacia arriba como si estuvieses sosteniendo una gran roca.

J) Inhala poniéndote de pie y mantén las palmas hacia arriba y las yemas de los dedos en contacto. Cuando las manos pasen por delante de tu cara, gira las palmas hacia el cielo y eleva los brazos por encima de la cabeza.
K) Exhala y flexiónate llevando los brazos hacia atrás, como si fuesen alas, al tiempo que dejas caer la cabeza al suelo.
L) Inhala, elévate y extiende los brazos por encima de la cabeza.
M) Exhala, lleva las manos al corazón.

Libera tu *qi*

GATO-VACA
Ponte a gatas sobre las manos y las rodillas. Al inhalar, eleva el pecho y deja caer el abdomen mientras subes los isquiones; al exhalar, empuja las manos contra el suelo y redondea la espalda.

POSTURA DEL NIÑO RODANTE
Empieza en la postura de la Mesa. Empuja con las caderas hacia atrás, hacia la postura del Niño, y luego llévalas en un círculo hacia la derecha, para volver a la Mesa e ir después a la izquierda haciendo movimientos circulares fluidos. Deja que tus movimientos sean lo más orgánicos posibles, como si estuvieses *regando* las articulaciones de las caderas en círculos fluidos.

PUENTE RODANTE
Túmbate sobre la espalda con las manos a los costados. Al inhalar, eleva las caderas y los brazos hasta que toques con los dedos el suelo por encima de la cabeza. Al exhalar, baja las caderas y devuelve los brazos a los costados del cuerpo. Entra y sal de tu Puente como una ola.

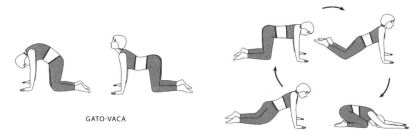

GATO-VACA

POSTURA DEL NIÑO RODANTE

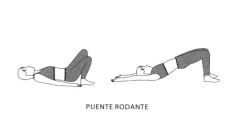

PUENTE RODANTE

PANDA RODANTE

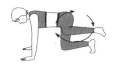

CÍRCULOS DE CADERAS EN MESA

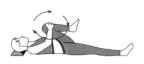

CÍRCULOS DE CADERAS SUPINOS

PANDA RODANTE

Desde la postura a gatas, eleva el brazo izquierdo hacia el cielo al inhalar. Al exhalar, pásalo por debajo del cuerpo y aterriza suavemente sobre ese hombro. Repite de dos a tres veces con cada lado.

CÍRCULOS DE CADERAS EN MESA

Empieza en la postura de la Mesa. Lleva la pierna izquierda hacia atrás, dobla la rodilla con el pie hacia el techo y pon la rodilla a la altura de la cadera. Mueve toda la articulación de la cadera haciendo círculos en el sentido de las agujas del reloj y luego cambia de sentido. Considéralo una acción de desplazamiento y deslizamiento de la cabeza del fémur en su cavidad.

CÍRCULOS DE CADERAS SUPINOS

Tumbada sobre la espalda, abraza la rodilla izquierda hacia el pecho. Sostén esta rodilla mientras haces círculos suaves con la pierna en el acetábulo, primero en el sentido de las agujas del reloj y después en sentido contrario. Repite en el lado derecho.

Pasea al Perro

PERRO EN TORSIÓN

Mueve los talones a derecha e izquierda.

PASEA TU PERRO

Flexiona y extiende una o las dos piernas.

CUCLILLAS EN PERRO

Separa los pies al ancho de las caderas y gira un poco los dedos hacia fuera. Inhala, dobla las rodillas profundamente, como si fueses hacia cuclillas, y luego extiende las piernas. Esta es una excelente postura preparatoria para *Malasana*.

PERRO DE TRES PATAS

Eleva la pierna derecha hacia el cielo y abre las caderas colocando la cadera derecha por encima de la izquierda.

PERRO QUE BESA

Inhala, eleva la pierna derecha hacia el cielo y al exhalar,

doblando la rodilla, llévala hacia la nariz como si fueses a be-
sarla. Inhala y al exhalar, extiende la pierna de vuelta hacia el
cielo y luego coloca el pie en el
suelo.

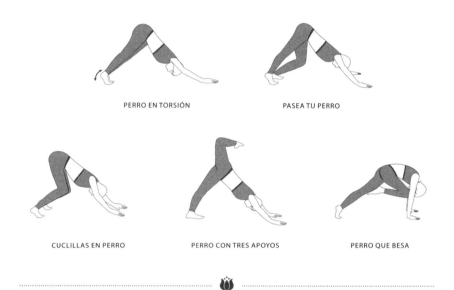

PERRO EN TORSIÓN

PASEA TU PERRO

CUCLILLAS EN PERRO

PERRO CON TRES APOYOS

PERRO QUE BESA

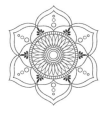

CAPÍTULO TRES

POSTURAS DE INICIO

S i hacemos que los alumnos adopten una postura al poco de empezar la clase, podemos templar sus cuerpos y mentes para que estén más receptivos a las temáticas.

— 🪷 —

BEBÉ EN EL ÚTERO: DICHA EN *BALASANA*

En paz está aquel que
no se preocupa de si tiene más o menos.

RUMI

La postura del Niño es una forma pacífica de empezar una clase. Tras un día ajetreado, la mente puede estar agitada; la postura del Niño ofrece a la alumna o alumno la oportunidad de desfruncir el ceño y dejar el día de lado. Prueba las siguientes variantes u organiza la temática de toda tu clase en torno a cualidades de esta postura, como la mentalidad de principiante, el volver a empezar o el renacer.

VARIANTES DE LA POSTURA DEL NIÑO

- Brazos extendidos hacia delante en el suelo, piernas separadas o juntas.
- Brazos extendidos hacia delante y sobre bloques para crear más espacio en las axilas.
- Brazos a los lados del cuerpo con las piernas juntas.
- Postura del Niño en torsión: pasa el brazo izquierdo por debajo del cuerpo hacia el lado derecho al tiempo que llevas el derecho por detrás de la espalda.
- Postura del Niño lateral: extiende ambos brazos hacia la derecha y luego hacia la izquierda.
- Niño en abrazo: pasa los brazos entre las piernas y agarra los tobillos.
- Niño enlazado: rota internamente los brazos mientras los llevas hacia atrás y enlazas las manos.
- Niño con *Anjali*: extiende los brazos hacia delante, dobla los codos y coloca las manos en *Anjali* mudra detrás de la nuca.
- Masaje del niño: haz puños con las manos y colócalos sobre los lados izquierdo y derecho del abdomen al tiempo que te flexionas sobre las piernas.
- Niño en la pared: ponte de rodillas y coloca las manos, separadas al ancho de los hombros o más, sobre la pared.

BEBÉ EN EL ÚTERO

POSTURA DEL NIÑO

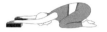

POSTURA DEL NIÑO
CON BLOQUES

VARIANTE DE POSTURA
DEL NIÑO

POSTURA DEL NIÑO EN TORSIÓN

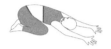

POSTURA DEL NIÑO LATERAL

NIÑO EN ABRAZO

NIÑO ENLAZADO

NIÑO CON *ANJALI*

MASAJE DEL NIÑO

NIÑO EN LA PARED

Nacimiento de la mariposa: ángulo atado

Y llegó el día en que el riesgo de permanecer apretada en
el capullo fue más doloroso que el riesgo de florecer.

Anaïs Nin

Las mariposas simbolizan un doble nacimiento. Como una flor contenida dentro de su capullo, o un polluelo que picotea la cáscara para nacer, la mariposa entiende que debe superar la dificultad de romper aquello que la sujeta con fuerza antes de surgir a la vida.

VARIANTES DE LA MARIPOSA

1. Mariposa sentada: con los talones cerca o lejos de las ingles.
2. Mariposa sentada: con los dedos de los pies entrelazados, como si los hubieras tejido juntos.
3. Mariposa sentada: con una leve torsión a cada lado.
4. Mariposa moviendo las alas: las piernas se mueven arriba y abajo mientras sostienes los pies.
5. Mariposa con círculos sufíes: moviendo la parte superior del cuerpo en el sentido de las agujas del reloj y luego en sentido contrario.
6. Media Mariposa: flexionando sobre la pierna extendida, entre las piernas o inclinándote lateralmente sobre la pierna extendida.
7. Mariposa sentada: colocando los pies sobre un bloque.
8. Mariposa supina: tumbada sobre el suelo, adopta una forma de diamante con las piernas juntando los pies.
    *   Los pies pueden descansar sobre un bloque.
    *   Los pies pueden descansar a ambos lados del bloque.
    *   La pelvis y los tobillos se pueden sujetar con un cinturón.

9. Mariposa con apoyo: coloca un *bolster* bajo la espalda y quizá también una toalla debajo de la cabeza para dar apoyo a la cabeza y el cuello.

10. Piernas elevadas en la pared: junta los bordes de los pies en la pared y deja que las rodillas caigan hacia fuera.

NACIMIENTO DE LA MARIPOSA

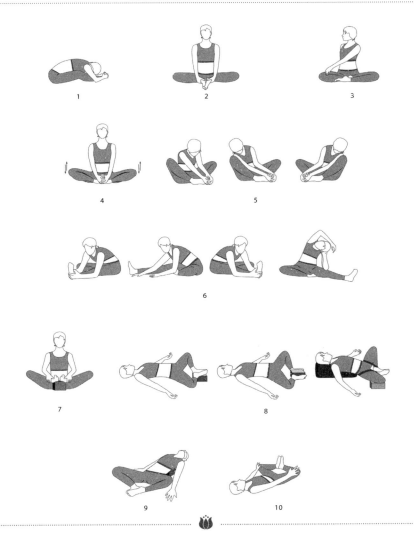

Transformarse en *Savasana*: renacimiento

¿Qué es la vida?
Es el destello de una luciérnaga en la noche.
Es el aliento de un búfalo en invierno.
Es la pequeña sombra que corre por la hierba,
y se pierde en el atardecer.

Crowfoot, cuando se preparaba para
su viaje al mundo de los espíritus

BENEFICIOS DE *SAVASANA*

★ Relaja la totalidad del cuerpo y libera las tensiones, el estrés y la fatiga.

★ Es muy eficaz para calmar la mente.

★ Cuando entramos en un estado de relajación profunda, nos reseteamos; este descanso y reseteo permiten el proceso sanador y lo aceleran.

★ La conexión física con la tierra tiene un efecto enraizante en el cuerpo.

★ En una época en la que predominan la tecnología y el aire (*vata*), esta postura te lleva literalmente a tierra.

★ También permite el rejuvenecimiento y la restauración del cuerpo y la mente.

El verdadero trabajo en *Savasana* consiste en acceder a aquello que ya está ahí pero profundamente enterrado. No buscamos «sentirnos cómodos» ni «en paz», sino, simplemente, estar. En *Savasana*, la acción de dejar ir es más fuerte que el deseo de aferrarse.

Dejamos ir la práctica o el día que acaba de transcurrir y «renacemos».

VARIANTES DE *SAVASANA*
- Pentáculo: túmbate sobre la espalda con los brazos extendidos por encima de la cabeza en forma de V y las piernas separadas.
- *Tadaka* mudra: «llenando y vaciando el estanque». Se trata de un mudra relajante para hacer antes de *Savasana*.
  Túmbate sobre la espalda con los brazos a los costados.
  Inhala contando hasta cinco mientras extiendes los brazos por encima de la cabeza hasta tocar el suelo y entrelaza los dedos.
  Al exhalar, gira las palmas en dirección contraria a la cabeza y estira bien los brazos al tiempo que la barbilla se desplaza unos centímetros hacia las clavículas.
  Al final de la exhalación, acerca el abdomen hacia la columna llevándolo hacia dentro y hacia arriba y aproximándolo a las costillas. Relaja el abdomen e inhala. Exhala y haz que los brazos regresen a los costados.
  Repite los movimientos de la inhalación y la exhalación tres veces más para finalmente descansar los brazos en la posición inicial.

- Cocodrilo: túmbate sobre el abdomen y dobla los brazos creando una almohada donde descansar la frente.
- *Savasana* con *bolster*: con un *bolster* debajo de las piernas o la espalda.
- *Savasana* con bloque: coloca el borde delantero de un bloque suave debajo de la cabeza y gírala de lado a lado.
- Postración completa: túmbate sobre el abdomen con las manos extendidas.

TRANSFORMARSE EN *SAVASANA*

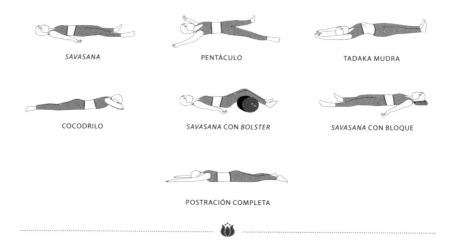

SAVASANA

PENTÁCULO

TADAKA MUDRA

COCODRILO

SAVASANA CON *BOLSTER*

SAVASANA CON BLOQUE

POSTRACIÓN COMPLETA

Canciones para *Savasana*

ALGAS MARINAS

Al inhalar aquí, imagina que tu respiración es como las algas...

Inhala... exhala...

que se mueven suavemente con las corrientes marinas...

Inhala... exhala...

y responden a los cambios en el mar, fluyendo con las corrientes...

Inhala... exhala...

Las algas marinas bailan y se ajustan fácilmente a tu respiración...

Inhala... exhala...

Al igual que la corriente se va calmando, la corriente de tu respiración se vuelve más tranquila...

y tú entras más y más profundamente en *Savasana*.

LAS LUCES DE LA CASA

Como el árbol que echa raíces, siéntete sostenida(o) por las manos de este mundo, apoyada, en paz...

Escanea tu cuerpo con la respiración...

Cada creación y disolución nos ayuda a encontrar descanso...

Ve cómo las luces del cuerpo se van apagando lentamente en cada habitación, una por una...

Recorre tu cuerpo atenuando la intensidad de la luz en cada habitación...

Cabeza...

Pecho...

Brazos...

Torso...

Abdomen...

Piernas...

Pies...

Oscuridad total...

Completa quietud...

EL EDREDÓN

Deja que tu cuerpo se expanda como un bonito edredón...

Sin ningún tipo de tensión muscular...

Siente el peso de los huesos, densos.

Siente cómo los órganos internos se hunden en la parte posterior del cuerpo, cada vez más despacio...

Como si fueses las hojas de un árbol en otoño, siéntete flotar hacia el suelo...

Hacia la tierra, enraizando el cuerpo.

MOVERSE HACIA EL CENTRO

Cierra los ojos e imagina tu cuerpo desde todos los ángulos, como si te pudieses ver desde arriba...

Siéntete arrastrada(o) a ese océano interior de paz y tranquilidad mientras las ondas en la superficie comienzan a remitir. Quizá el mundo exterior sea muy bullicioso, pero internamente podemos encontrar paz y tranquilidad...

Mantén la respiración suave y la mente se ralentizará...

Siente cómo vas aún más profundo, hacia tu núcleo interno, como si fueras porosa(o) y te absorbieras a ti misma(o)...

Cuando te encuentres más cerca de tu centro de dicha, observa la luminosidad que hay allí y deja que esta brille como un faro a través de la oscuridad.

CANCIÓN DE CUNA PARA SAVASANA

Acuéstate para descansar como si estuvieras imprimiendo la huella de todo tu cuerpo en la tierra que hay bajo la tierra. Toma una lenta y larga inhalación y exhala... físicamente..., mentalmente..., emocionalmente...

A medida que la gravedad se apodera de ti, siente cómo tus órganos internos se vuelven pesados y se hunden en la tierra, mientras la parte superior de tu cuerpo se vuelve más ligera, más boyante...

Deja que se aflojen los músculos alrededor de los ojos y que la piel de la frente se derrita mientras tu cuerpo se derrama lentamente como el agua...

Suelta un cinco por ciento más...

Deja de intentar, de hacer, de luchar, y comienza a ser...

No hace falta que te esfuerces tanto...

Permite que el suave murmullo de tu respiración vaya y venga por sí mismo, que tu respiración te respire...

Déjate sostener, aquí por la tierra, como si te sostuviesen los brazos de una madre. Con este dulce apoyo, ¿puedes dejarte caer mejor en tu paisaje interno? ¿Eres más capaz de sentir un alivio que te invade... llenando cada espacio de tu ser?

Y que sepas que este sentimiento..., esta paz..., siempre está ahí para ti... esperando pacientemente a que la descubras cuando lo necesites...

ESPACIO POSITIVO: *SUKHASANA* SENTADA FÁCIL

2.46 sthira sukham asanam

PATANJALI

Sthira: estabilidad | *Sukha*: espacio positivo, no sufrimiento | *Asanam*: asiento o postura

La postura de *Sukhasana* te invita a estar a gusto y confortable.

VARIANTES DE *SUKHASANA*

- Torsión: coloca la mano izquierda en el suelo detrás de ti y con la derecha, sujeta suavemente la rodilla izquierda.
- *Sukhasana* en flexión: siéntate repartiendo bien el peso entre los dos isquiones, alarga la columna y flexiónate sobre las piernas.
- Círculos sufíes: desde un asiento cómodo, coloca las manos sobre las rodillas, haz círculos suaves con el cuerpo en el sentido de las agujas del reloj y luego en sentido contrario.
- Inclinación lateral: coloca la mano izquierda en el suelo (o bien el antebrazo izquierdo sobre un bloque), eleva y extiende la mano derecha por encima de la oreja derecha e inclina el cuerpo hacia la izquierda.
- *Sukhasana* con reverencia: siéntate en una postura cómoda con las piernas cruzadas y los brazos detrás de la espalda con los dedos entrelazados. Flexiónate hacia delante en una reverencia (un bloque debajo de la cabeza puede ayudar a acercar el suelo a ti).
- *Sukhasana* con brazos de Águila: siéntate cómodamente y entrelaza los brazos como si fuesen una soga trenzada.

- *Sukhasana* en torsión con manos en oración: usa el poder de tu centro para hacer una torsión a derecha e izquierda.

ESPACIO POSITIVO

SUKHASANA

SUKHASANA EN TORSIÓN

SUKHASANA EN FLEXIÓN

CÍRCULOS SUFÍES

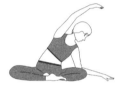

INCLINACIÓN LATERAL

SUKHASANA CON REVERENCIA

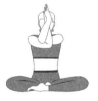

SUKHASANA CON
BRAZOS DE ÁGUILA

SUKHASANA EN TORSIÓN
CON MANOS EN ORACIÓN

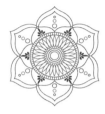

CAPÍTULO CUATRO

LA PUESTA EN ESCENA

AL COMENZAR: BENDÍCETE

Antes de comenzar tu práctica, bendícete.

Bendice todo tu pasado, todos tus errores, todos tus logros y todas las decisiones que has tomado para llegar a este momento.

Bendice las veces que caíste de rodillas y las que te levantaste. Bendice todo tu presente.

Bendice este momento impregnado de posibilidades, esperanza y apertura.

Bendícete por presentarte a practicar, a aprender, a crecer y a evolucionar.

Bendícete por intentarlo sin importar cuáles son las circunstancias; lo estás haciendo lo mejor que puedes. Bendice tu valentía y tu fuerza.

Bendice todo tu futuro. Los territorios y las experiencias que se extienden ante ti, las relaciones que aún no has tenido.

Bendice todos los resultados de todas las elecciones que hagas hoy sabiendo que estás siendo guiada(o) y cuidada(o).

Bendice todas tus partes, toda la dulzura, todas las luchas. Bendícete por ser tú.

CONSOLIDA TU CAMINO: PODEROSA AFIRMACIÓN

Una vez que tomas una decisión,
el universo conspira para hacerla realidad.

RALPH WALDO EMERSON

Cuando dos energías confluyen y se alinean, se crea algo bello; este es el poder de la afirmación.

Masaru Emoto, un científico que estudió la formación de cristales de hielo en agua pura, descubrió que las palabras, las oraciones y la música bella tienen el poder de cambiar la forma de los cristales. Palabras como «amor» creaban preciosos cristales simétricos, mientras que la energía opuesta generaba cristales deformados. (Ver su libro *Los mensajes ocultos del agua*).

¿Qué poder quieres traer a tu vida? ¿De qué deseas recibir más? Imagina que una amiga o amigo de toda la vida te recuerda una cualidad bonita que ya posees, pero de la que te has olvidado.

Declara tu afirmación en positivo terminando la frase que más te resuene:

Yo soy...
Yo tengo...
Yo confío...
Yo acepto...
Yo honro...

Yo soy amada(o), yo tengo suficiente, yo confío en mi intuición. Yo acepto mi cuerpo tal y como es. Yo honro el lugar en el que estoy en la vida.

Mi cuerpo y mi mente están en paz.

Yo tengo todo lo que necesito en la vida.

Yo suelto la tensión y el miedo.

OFRENDA: CONEXIÓN Y UNIDAD

Anjali mudra: sello de ofrenda.

Este sello se puede hacer a la altura del tercer ojo, la boca o el corazón. Con frecuencia se acompaña de la palabra «namasté».

Anjali mudra es la oración del corazón. Cuando juntamos las manos, unimos los hemisferios derecho e izquierdo del cerebro. Es un matrimonio de la lógica con el amor, de la sabiduría con la intuición. *Anjali* mudra fomenta la conexión con una conciencia superior interior y permite que los alumnos y el profesor o la profesora se conviertan en uno.

Mantén las manos juntas, con las palmas tocándose levemente para que puedas sentir un ligero ahuecamiento, como si sostuvieses dentro una delicada flor. Deja caer tu oración, deseo o intención en ese hueco.

NAMASTÉ: RESPETO Y POSTRACIÓN

Namasté es tanto un saludo como una forma de mostrar tu conexión con quienes te rodean. También es una señal de respeto hacia ti misma o hacia ti mismo y todos los seres sintientes.

Nama: reverencia | *As*: yo | *Te*: tú

Todos tenemos en nuestras vidas personas que nos han transmitido amor, que han estado a nuestro lado y nos han amado independientemente de las circunstancias, que han visto aquello que es bello y luminoso en nuestro interior cuando nos hemos olvidado. Este amor está en todas partes. Cuando lo recordamos, la linterna del amor brilla con fuerza.

> *Namasté.*
> *Veo aquello que es sagrado en ti.*
> *Veo aquello que es noble en ti.*
> *Veo aquello que es bello en ti.*
> *Te amo y te respeto sin condiciones.*
> *La luz que hay en ti brilla con fuerza.*

Para comenzar o acabar la clase, los alumnos saludan con «namasté» a los otros alumnos que están a la izquierda, a la derecha, detrás y enfrente de ellos o ellas.

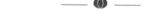

VOTO DE CORAZÓN:
ESTABLECE TU INTENCIÓN

> *Eres aquello que tu deseo profundo y motivador es.*
> *Así como tu deseo es, tu voluntad es.*
> *Así como tu voluntad es, tu acción es.*
> *Así como tu acción es, tu destino es.*
>
> BRIHADARANYAKA UPANISAD IV.4.5

Kalpa: voto | *San*: conexión con la verdad más elevada/ nacida de tu corazón

El acto de *sankalpa* es hacer un voto que te ayude a avanzar hacia tus deseos más profundos.

Primero hemos de establecer una intención, que es siempre más importante que el resultado. *Sankalpa* es la llamada a la acción. Como es más fácil desoír aquello que nos llama y más cómodo no cambiar nuestras costumbres, *sankalpa* consiste en escuchar nuestros mensajes internos y movernos amorosamente en esa dirección.

Según te asientas en el descanso, reflexiona sobre la acción de tu *sankalpa* (tu más profundo deseo del corazón o voluntad personal).

¿Qué deseas lograr en esta postura, en esta vida?

¿Cuál es tu propósito al estar aquí en esta clase, en este planeta?

¿Cómo quieres manifestarte hoy en el mundo?

¿Qué cosas necesitas hacer o qué barreras obstaculizan tu camino?

Asiéntate en tu postura y, al establecer tu intención, reconoce el poder de invitar a tu vida las acciones que te ayudan a crecer.

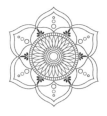

CAPÍTULO CINCO

TEMÁTICAS DE LOS *TATTVAS*

Las directrices para practicar yin siguen ciertos principios generales o *tattvas*. Algunos de ellos son:

★ Entra en la postura y ajústala hasta que percibas sensaciones en el área objetivo.

★ La práctica de yin es funcional: tu postura no tiene que parecerse a la de la persona que tienes al lado, sino que buscas notar alguna sensación en el área objetivo.

★ Encuentra cierta quietud en tu forma, ya sea en el cuerpo físico, en la mente o en la respiración.

★ Permanece en la postura para explorar, sanar y transformar; mantenla el tiempo que quieras entre dos y diez minutos.

★ Sal de la postura con cuidado y haz movimientos suaves o túmbate en la Integración.

Estas directrices son un antídoto para el ajetreo, el estrés y la prisa que hay en nuestras vidas. Cuando en la esterilla adoptamos las respuestas suaves de liberación y quietud que tiene el yin, es más fácil que luego las usemos en el día a día fuera de la esterilla.

Esta sección trae a la vida las directrices.

COMODIDAD Y FACILIDAD: DE *DUKHA* A *SUKHA*

La vida es un equilibrio entre el retener y el soltar.

RUMI

Dukha: incómodo, sufrimiento | *Sukha*: espacio positivo, cómodo, pacífico

MENTE

Cuando entramos inicialmente en la postura, hacemos microcambios para encontrar una posición que sea confortable y efectiva. La quietud no es un mandamiento en yin. El practicante aprende a explorar sus límites a medida que la postura se desarrolla. Un reajuste sutil de las extremidades puede tener un poderoso efecto sobre la transmisión de la energía. A medida que los tejidos se flexibilizan y ablandan, también lo hace la capacidad de enviar y recibir de la mente.

CORAZÓN

Cada día tenemos la oportunidad de hacer cambios sutiles: la forma en que hablamos a otra persona o cómo pausamos antes de responder, la manera en que decidimos dar o servir en lugar de tomar, la decisión de dejar ir algo en lugar de aferrarse a más cosas…

Cada uno de estos pequeños cambios se suma para definir quiénes somos, además de ser una señal de que nuestra práctica espiritual está funcionando. Así llega un día en el que, cuando creemos que nada está pasando, nos sorprendemos dando, sonriendo o soltando. Entonces nos acordamos de que lo importante en el viaje no son tanto las grandes decisiones sino las pequeñas acciones que no se ven, los microcambios que hacemos cotidianamente.

CUERPO

Sukhasana

Explora esta postura como un gesto físico de comodidad y facilidad. ¿Estarás mejor contra la pared o sobre una manta? Muévete tanto como necesites para hallar *sukha* en tu postura. Haz microcambios para encontrar más espacio. Prueba a estirar las manos hacia delante y colocarlas sobre bloques para aportar longitud a tu columna. Siéntate con la espalda erguida y siente el «espacio positivo» que has creado. Equilibra tu esfuerzo y tu comodidad.

¿Qué pequeños cambios puedes hacer hoy en tus acciones, forma de hablar y pensamientos para vivir tu día con tranquilidad?

ALINEAR Y REFINAR: LA ALINEACIÓN EN YIN

*Cómo te sientes es una indicación de si
estás alineado o no con quién eres.*

ABRAHAM HICKS

MENTE

Cada «cuerpo» es diferente.

El rompecabezas de lo que somos está compuesto de huesos de diversas longitudes dispuestos en diferentes ángulos, pero la forma del cuerpo no es tan importante como la forma de la mente.

El respeto a la individualidad y a la singularidad de los huesos de cada quien personaliza la experiencia para la alumna y el alumno.

CORAZÓN

Todos sabemos qué nos sienta bien y qué mal. Conocemos la sensación de no estar alineados y sabemos que la falta de alineación se expresa de muchas formas. Puede ser un dolor persistente que intentamos superar. Puede ser una costumbre que no nos beneficia, pero a la que volvemos una y otra vez. Puede ser un pensamiento que se instala en la mente. Puede ser un trabajo o una relación que toleramos a diario pero no vivimos plenamente.

Cuando nos alineamos, sentimos que nuestra vida está bien, como si estuviéramos en el camino correcto. La alineación nos hace coincidir con nuestra sabiduría interna y la sabiduría de toda la conciencia.

La alineación es una celebración de nuestra singularidad. La naturaleza y la vida conspirarán para demostrarte ese camino si escuchas y sigues la sabiduría interior de tu corazón.

CUERPO

«Alinearse» en una postura de yin significa encontrar una posición que se adapte a tu estructura corporal única. Cuando no estamos alineados, quizá nos sintamos incómodos, nos causemos una lesión o la postura no tenga el efecto deseado. La alineación la sentimos fácil y ligera.

Entra en la media Mariposa llevando el pie derecho al muslo izquierdo. Flexiónate sobre el muslo izquierdo, entre las piernas y sobre el muslo derecho. Ahora lleva la pierna derecha hacia atrás e intenta hacer lo mismo. ¿En qué posición te sientes más alineada(o)? Permanece aquí de tres a cinco minutos.

Sensación antes que forma: área objetivo

Para la gota de agua, la dicha es llegar al río.

Ghalib

MENTE

Practicar con un área objetivo diferencia al yin yoga del yoga estético. Los estilos de yoga estéticos se enfocan en la apariencia de la postura, mientras que en el yoga funcional (yin) se alinea el cuerpo de forma que sirva a la intención de la postura.

Puede que existan numerosas áreas objetivo en una postura.

A medida que la sensación física va mutando, el área objetivo puede cambiar.

El foco del área objetivo podría estar en el cuerpo, la mente o las sensaciones energéticas.

Cada persona se verá diferente en su postura.

Algunos alumnos no sentirán gran cosa en el área objetivo, por lo que la práctica pasa a ser de mantenimiento o de conectar con la conciencia sutil de la sensación.

CORAZÓN

En los estiramientos de yin siempre hay un «área objetivo», quizá los glúteos o la espalda. Sin embargo, lo cierto es que resultaría imposible aislar ese estiramiento y confinarlo a una sola área. Cuando nos estiramos, una parte afecta a otra: es lo que se denomina «biotensegridad», la idea de que todas las partes funcionan juntas para formar una totalidad estable. Los ligamentos, los músculos y la fascia son una especie de «cables guía» para los huesos que nos dan forma y estabilidad. Es como si nuestro cuerpo estuviese dándose la mano internamente, y al tirar de un cable, movemos otro. Sin esta conexión interna, literalmente, nos desmoronaríamos.

Y esto es lo que el mundo necesita.
Necesitamos gente que se acuerde de tender
la mano a otros cuando lo precisen.
Necesitamos gente que sepa que no existe separación entre nosotros:
la persona que nos precede en una cola, el árbol que hay fuera de la ventana o quien
no tiene un techo y vive en la calle.
El eco de TODAS nuestras acciones, palabras y actos reverbera en el mundo.
Todos tenemos la capacidad de amar más allá de la separación
y de recordar la bondad innata propia y de los demás.

Cuando practiques hoy, recuerda esta conexión interna
y tu capacidad para amar y avanzar hacia una totalidad superior,
como la gota de lluvia avanza hacia el mar.

CUERPO

En tus posturas, sé consciente de que el área objetivo cambia cuando tú cambias. Resiste el impulso de practicar por hábito y experimenta con tu cuerpo. Hay momentos en que más grande y más profundo no significa mejor.

En la Libélula, ¿cambia el área objetivo si acercas o separas las piernas?

En el Sillín, ¿qué sensación tienes en la parte baja de la espalda si acercas o separas las piernas?

En el Dragón, ¿qué ocurre en la pierna posterior cuando los antebrazos están en el suelo o cuando las manos se apoyan en el muslo delantero?

¿Qué pasa en tu columna en la Oruga después de un minuto en comparación con cuatro minutos?

Soltar el esfuerzo muscular: dejar ir

La tensión es lo que crees que deberías ser; la relajación es lo que realmente eres.

PROVERBIO CHINO

MENTE

El yin funciona con la gravedad y según se va liberando el peso de los huesos. Cuando soltamos el esfuerzo físico y muscular, el estiramiento se dirige hacia el tejido conectivo. El objetivo fisiológico del yin es «estresar» suavemente los tejidos para que puedan hidratarse y, de este modo, mantenerse sanos y elásticos.

Para que ocurra, la práctica ha de consistir en renunciar al esfuerzo. Los músculos trabajan continuamente para proteger, pero también tienen que aprender a soltar.

CORAZÓN

¿Por qué es tan complicado soltar? El acto de «intentar» soltar es contraproducente; todo lo que tenemos que hacer es, simplemente, dejar ir.

Ríndete a la gravedad y permite que la tierra sostenga tu cuerpo desde la generosidad. Ofrece todo tu peso al suelo mientras sueltas la tensión muscular y te relajas. Siente cómo el cuerpo se expande sobre el apoyo que tienes debajo. Suelta los patrones de retención generalizada y la fatiga soterrada. Siente un desahogo a medida que el cuerpo se suelta un poco más.

CUERPO

Túmbate en *Savasana*. Lleva los brazos por encima de la cabeza y crea tensión en el cuerpo estirándote de extremo a extremo.

Relájate y siente. Ahora practica la relajación progresiva: con las manos a los lados del cuerpo, cierra y abre los puños; aprieta los músculos de los brazos y las piernas y luego suéltalos; tensa el torso y el abdomen, mantén y siente la tensión y luego suelta lentamente; aprieta y tensa todo el cuerpo y siente una lenta y hermosa liberación, una calidez. ¿Sigues aún manteniendo la tensión?

QUEDARSE UN TIEMPO: COMPROMETERSE

Tú eres el cielo; todo lo demás es el clima

PEMA CHÖDRÖN

MENTE

Para que la práctica sea eficaz, los tejidos conectivos necesitan un estrés suave y prolongado. El tiempo que cada persona debe permanecer en la postura dependerá de la fuerza de sus tejidos conectivos. Anima a los alumnos a que salgan de la postura si los tejidos no pueden tolerar el estrés. Con el tiempo, la capacidad de permanecer aumentará.

CORAZÓN

A medida que la postura progresa, podemos observar cómo surgen ciertos estados de ánimo y es posible que queramos escapar de ellos. Puede haber un malestar físico o la mente puede tratar de arrastrarte hacia el siguiente momento. Incluso así, ¿puedes permanecer? En todas nuestras relaciones y prácticas tenemos la oportunidad de comprometernos y de permanecer, independientemente de las circunstancias. Ahora, observa si emergen esos momentos de:

Aburrimiento...
Frustración...
Impaciencia...

Déjalos que surjan y se disipen.

Esta es la práctica. Cada respiración, cada nuevo día, es una oportunidad para empezar otra vez, una oportunidad para practicar el compromiso.

Tanto si tu relación es con una postura como con otra persona o contigo mismo, observa cómo surgen tus estados de ánimo. Promete quedarte a pesar de todo.

CUERPO

Elige una postura que te provoque sentimientos de opresión, frustración o incomodidad. Observa lo que surge en ti. Aquí tienes una oportunidad de practicar tu vida ejercitando el compromiso personal. Eres el inmenso cielo abierto. Establece tu intención de permanecer en la postura independientemente de las circunstancias mentales que surjan.

Explorar los límites:
conoce tus márgenes

El límite es ese lugar donde el miedo se encuentra con la valentía,
donde el reto se encuentra con la curiosidad,
donde el deseo se encuentra con la voluntad,
donde la intensidad se encuentra con la suavidad.

MENTE

Durante las posturas de yin, se nos pide que lleguemos a ese punto en el que sentimos «suficiente» (una sensación leve o moderada en el área objetivo). A este primer lugar de desafío nos referimos como el límite. El límite no se ve como un extremo en el rango de movimiento, sino como un lugar que se siente terapéutico tanto física como emocionalmente.

El dolor es una señal de que hemos de retroceder a un límite más suave en lugar de «anular» la sensación. El dolor puede incluir agitación, ansiedad o sensaciones abrumadoras como entumecimiento u hormigueo.

Conforme la práctica o la postura se van desarrollando, quizá sintamos que este límite cambia y podamos ajustar el cuerpo para ir un poco más profundo.

La siguiente lista destaca algunos de los enfoques y temáticas relacionados con los límites saludables:

* ★ Descubrir dónde está tu límite.
* ★ Límites frente a estar en los «extremos» del movimiento.
* ★ Trabajar con posturas fáciles y posturas desafiantes.
* ★ Límites físicos, mentales y emocionales.

★ Atravesar el límite.
★ Salir de la zona de confort.

CORAZÓN

Ver cómo actuamos o reaccionamos cuando estamos al límite en las posturas, o fuera de la esterilla, nos proporciona una medida de cómo está funcionando nuestra práctica espiritual. ¿Excedes tus límites? ¿Tratas de escapar? ¿O tal vez miras hacia otro lado cuando las cosas se ponen difíciles? Cada uno de estos patrones es válido, pero temporal, y nos disocia de lo que estamos sintiendo.

Así que la práctica, cuando estamos en el límite de nuestra vida, se convierte en permanecer encarnada y presente con los sentimientos, pensamientos y sensaciones. Aprende y reaprende a no abandonarte para poder establecer una relación más estrecha y entrañable con cada aspecto de tu humanidad, y con todas las situaciones que se te presentan. Cuando desarrolles la humildad y te conviertas en observador de tus reacciones, hábitos y patrones, su potencia empezará a disolverse y dejarán de controlarte. Y al hacerlo, es posible que tus límites se suavicen y pierdan su agudeza.

CUERPO

Explora los límites. Con el tiempo, el límite cambiará, pues es un objetivo en movimiento. Hazte estas preguntas cuando elijas tu grado de profundidad en una postura de yin:

★ ¿Me conviene esforzarme más?
★ ¿Debo ignorar mi fatiga o mi lesión?
★ ¿De qué me sirve estirarme más que la persona que está a mi lado?
★ ¿Cuál es mi reacción ante lo que puedo y no puedo hacer con mis posturas?

★ ¿Me atrae experimentar sensaciones fuertes en mi cuerpo? ¿O prefiero no sentir nada?

Tener en cuenta que nos conviene más, ya sea física o mentalmente, es siempre más enriquecedor para el alma que no hacerlo. ¿En qué lado de la comodidad y la facilidad quieres estar en tu vida? Comprueba tus intenciones mientras practicas hoy.

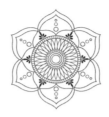

CAPÍTULO SEIS

LOS OCHO PASOS

El yoga *raja* o «real» se adhiere al sistema de ocho pasos atribuido a Patanjali en los *Yoga sutras*. El *sutra* que aparece a continuación insta al practicante a obtener el dominio de su mente siguiendo los pasos que le conducen a la liberación o *samadhi*.

> *Yama niyama-asana-pranayama-pratyahara-*
> *dharana-dhyana-samadhayo-'shtavangani*
>
> Patanjali

Patanjali describe los ocho pasos en orden de importancia como las fases progresivas necesarias para lograr la unidad con uno mismo y con los demás.

PASO UNO: *YAMAS*

Controla, limita o deja de realizar ciertas acciones para no perjudicar ni a los otros ni al entorno.

- *Ahimsa*: no violencia o no hacer daño.
- *Satya*: ser fiel a uno mismo y sincero en tus pensamientos, palabras y acciones.

- *Asteya*: no robar; aquí se incluye el tiempo, los objetos o las palabras.
- *Brahmacharya*: utilizar sabiamente tu energía, incluida la energía sexual.
- *Aparigraha*: no tomar más de lo que se necesita ni apegarse o aferrarse; es aplicable a bienes materiales, comida, el tiempo de los demás o emociones.

PASO DOS: *NIYAMAS*

Cultiva las cualidades que te ayudan a ser aún mejor contigo mismo.

- *Saucha*: pureza y limpieza.
- *Santosha*: satisfacción interior.
- *Tapas*: fuego, disciplina y práctica.
- *Svadhyaya*: autoestudio.
- *Ishvara pranidhana*: comprometerse con una práctica y ofrecerla al espíritu de tu propio entendimiento.

PASO TRES: ASANA

La práctica física del yoga.

PASO CUATRO: *PRANAYAMA*

Prácticas respiratorias diseñadas para controlar nuestras energías vitales.

PASO CINCO: *PRATYAHARA*

Retirada de los sentidos; llevar la atención hacia dentro.

PASO SEIS: *DHARANA*

Concentración.

PASO SIETE: *DHYANA*

Meditación.

PASO OCHO: *SAMADHI*

Volver a fundirse con lo divino.

Los ocho pasos son como las ramas de un árbol; cada una está separada, pero todas están conectadas a través de las raíces y el tronco. Fueron diseñados para ayudar a aliviar nuestro sufrimiento al recordar nuestra esencia o verdadera naturaleza, y que en nuestro corazón somos amor y perfección infinitos.

Las dos primeras ramas, los *yamas* y los *niyamas*, se enumeran en primer lugar al ser los actos más importantes que debemos realizar para vivir una vida armoniosa y pacífica. Ambas constituyen un marco ético para vivir desde el alma y una guía para sortear los retos que surgen en nuestros caminos. Seguir estas directrices nos ayuda a prestar atención a nuestra forma de ser y de interactuar con los demás.

Cuando las cosas se ponen difíciles, nos proporcionan maneras prácticas de impulsarnos en la dirección correcta. Al actuar así, es menos probable que nos quedemos atrapados en las pequeñas batallas que libramos cada día con nosotros mismos y el mundo que nos rodea.

Sin estos dos primeros pasos, nuestra práctica espiritual no tiene raíces ni cimientos sólidos sobre los que crecer.

Paso uno: *yamas*

1. Amabilidad: una práctica de amabilidad y compasión

Mi religión es muy sencilla. Mi religión es la amabilidad.

Dalái lama

MENTE

Ahimsa

A: contra │ *Himsa*: daño

Este primer principio ético, *ahimsa*, nos pide que nos abstengamos de ser violentos o hacer daño a los demás. *Ahimsa* constituye el acto básico de ser amable. Es fácil entender cómo aplicarlo a nuestro trato con otras personas, pero va más allá e implica también todos nuestros pensamientos, hechos y acciones hacia nosotros mismos. Si le damos la vuelta a la restricción, llegamos a entender que es, en primer lugar, vivir tu vida impregnada de bondad hacia ti misma o hacia ti mismo y que esta primera acción se filtra naturalmente hacia el mundo.

CORAZÓN

El *sutta* de la flecha

Dicen los budistas que cuando sufrimos una desgracia, vuelan dos flechas. La primera flecha es el acontecimiento real y la segunda es nuestra reacción a él: nuestro sufrimiento.

Todos tenemos flechas afiladas atravesadas en el corazón. Heridas, pérdidas, traiciones, enfermedades o comentarios fuera de lugar pueden volar hacia nosotros furiosamente y sin previo aviso. Estas «primeras flechas» son inevitables y se llaman vida. La forma en que elegimos reaccionar a la primera flecha puede ser la causa de más sufrimiento. Tal vez creamos una historia sobre cómo deberían ser las cosas; quizá nos compadecemos de nosotros mismos; a lo mejor arremetemos contra algo o alguien o rumiamos infinitamente sobre cómo «debería» ser todo. Y en el almacén de nuestra mente, damos la bienvenida a la autoconversación negativa y bailamos con ella, como un aliado que nos lleva a la oscuridad más profunda.

Ahimsa es un suave recordatorio de que seamos amables con nuestras luchas cotidianas. La forma más amable y caritativa de cuidarnos es prestar atención a nuestra segunda flecha, abrazando y reconociendo lo que sentimos con humanidad y compasión.

CUERPO

❧ Práctica de *ahimsa* ☙

CONTEMPLACIÓN

Siéntate cómodamente. Tómate unos momentos para sentirte internamente. ¿Qué has traído contigo a tu práctica? ¿Cómo se siente tu cuerpo? Reconoce cómo se siente y continúa. ¿Has traído alguna emoción o conversación persistente? Sé consciente de cualquier pensamiento repetitivo al que puedas estar dándole vueltas.

TÚ ELIGES

Comienza la práctica eligiendo una postura simétrica que sientas amable según tu situación física, mental y emocional en este momento. Utiliza cualquier apoyo que necesites. Descubre la bondad que ya existe en tu interior. Este es el acto más importante que puedes realizar, ya que se extiende hacia fuera y toca la vida de los demás. Y dentro de esta aceptación energética amable se encuentra la paz.

TÚ ELIGES

Elige una postura asimétrica con la que tengas una relación complicada. Al practicar una postura problemática, estate pendiente de si llega una segunda flecha. El «dolor» es inevitable, pero el sufrimiento depende de ti.

MEDIA RANA

En esta variante, dobla la pierna derecha hacia atrás y extiende hacia fuera la pierna izquierda. Flexiónate sobre la pierna izquierda o más hacia el centro. Si esto resulta incómodo para tu rodilla derecha, practica *ahimsa* y dobla la pierna en media Mariposa. Repite en el lado izquierdo.

LIBÉLULA

Tres flexiones: flexiónate sobre la pierna derecha, la pierna izquierda y el centro. Utiliza tantos accesorios como necesites para afianzarte y darte apoyo.

BARCO PONTÓN

Túmbate en el suelo y ponte un bloque debajo del sacro. ¿Qué te resulta más amable en esta postura: las piernas dobladas o rectas? Esta postura es un antídoto para el encorvamiento hacia delante.

MEDITACIÓN *TONGLEN*

Esta meditación tibetana nos pide que asumamos el sufrimiento de los demás. (Ver «Enfocarse para meditar», página 152).

AHIMSA

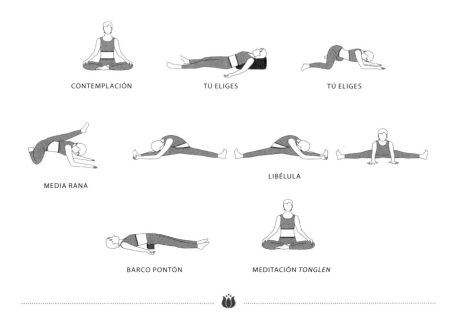

CONTEMPLACIÓN   TÚ ELIGES   TÚ ELIGES

MEDIA RANA   LIBÉLULA

BARCO PONTÓN   MEDITACIÓN *TONGLEN*

2. Verdad: una vida honesta

Hay tres cosas que no pueden permanecer ocultas
mucho tiempo: el sol, la luna y la verdad.

BUDA

MENTE

   Satya

   Sat: aquello que es

   Satya es el segundo *yama* en el camino de los ocho pasos del yoga. Significa sinceridad o veracidad con nuestras palabras, pensamientos y acciones. Al igual que la práctica de yin nos pide que seamos verdaderamente sinceros con nuestro cuerpo y con cómo nos sentimos en un día determinado, este *yama* nos pide que seamos

85

honestos y auténticos para que todas nuestras acciones se alineen con nuestros valores.

CORAZÓN

La práctica de *satya* es un objetivo en movimiento.

Lo que creemos y lo que consideramos correcto cambia constantemente de un día para otro, además de estar sesgado por la lente giratoria con la que vemos el mundo. La vida no es de una única manera todo el tiempo, así que para practicar este principio, necesitamos evaluar y preguntarnos continuamente: ¿qué es verdad en este momento?

Cuando examinamos nuestra vida, quizá comprendamos que algunas de las verdades que considerábamos importantes sobre nosotros mismos y sobre los demás pueden no ser ciertas en este instante. Las mentiras del pasado pueden haberse colado en nuestra versión actual de la verdad. Tal vez alguien con buenas intenciones te dijo algo que creíste y dichas palabras te han atado a un pensamiento que ya no es real o verdadero.

Satya nos pide que seamos valientes, que desenredemos y desafiemos con delicadeza nuestras creencias para poder despojarnos de lo que ya no es válido.

Nos pide que seamos honrados: en lo que hacemos con nuestra vida, con quién nos relacionamos y en nuestras intenciones.

Nos pide que no juzguemos, para que podamos acoger y examinar todas nuestras facetas, nuestras limitaciones y aquello que hemos decidido ignorar.

Nos pide que dejemos de mentirnos y, al hacerlo, caminemos por nuestras vidas sin miedo.

CUERPO

❧ Práctica de *satya* ❧

En esta práctica debes enfocarte en mantener
las piernas dobladas en ángulos rectos.

SAVASANA

Observa cómo estás; sé sincera(o) y reconoce qué has traído a la esterilla. ¿Cómo te sientes en el cuerpo..., la mente..., las emociones? Escanea tu cuerpo... ¿Hay zonas que no se sienten cómodas?

Mientras estás tumbada(o), establece tu intención para *satya*: sinceridad, para que tu práctica sea terapéutica y no dañina. Sé honrada(o) sobre tus limitaciones, obstáculos y puntos fuertes. Y para encontrar el equilibrio entre demasiada y demasiada poca intensidad.

UNA RODILLA AL PECHO

Dobla la rodilla derecha hacia el pecho y sostén la espinilla o la parte trasera del muslo derecho. Quédate aquí un rato sintiendo la compresión en el lado derecho de la cintura. Entra cuidadosamente en tu práctica.

MEDIO ESTRIBO

Dobla la pierna derecha de forma que la planta del pie mire hacia el cielo y agarra ese pie, bien con un cinturón o con la mano. Asegúrate de relajar el hombro derecho.

ENHEBRAR LA AGUJA

Cruza el tobillo derecho por encima del muslo izquierdo y luego permite que la rodilla derecha se abra hacia la derecha. Puedes dejar el pie izquierdo en el suelo o bien acercar la rodilla izquierda hacia ti y sostenerla desde su parte trasera o por la espinilla.

COLA DEL GATO

Suelta el pie izquierdo al suelo. Eleva las caderas y desplázalas un poco hacia la derecha. Deja caer las rodillas a la izquierda y separa las piernas para que formen un ángulo de 90 grados aproximadamente. Alarga la mano derecha y alcanza el pie izquierdo. Rueda hacia atrás y hacia la derecha un poco.

Repite estas cinco primeras posturas con el lado izquierdo.

CIERVO EN TORSIÓN

Siéntate en una postura cómoda. Coloca la espinilla derecha formando un ángulo recto con la parte delantera de la esterilla y la espinilla izquierda paralela a los lados de la esterilla; ambas piernas buscan formar un ángulo de 90 grados. Lleva las manos al suelo por fuera del muslo derecho. Puedes permanecer aquí, apoyar el cuerpo sobre un *bolster* o llevarlo hasta el suelo.

CUADRADO

Siéntate con la espalda erguida y lleva la pierna izquierda sobre la derecha de forma que la espinilla izquierda quede encima de la derecha. Utiliza accesorios en la rodilla izquierda o la derecha si los necesitas. Si te resulta muy intenso, quédate en el Ciervo y flexiónate sobre la espinilla derecha.

MUDRA/MANTRA

Coloca los dedos en *Kali* mudra entrelazándolos todos menos los índices. Escoge una historia sobre ti que te gustaría «quemar». Inhala y canta «Sat» mientras elevas las manos por encima de la cabeza. Exhala, lleva las manos hacia delante con fuerza como si estuvieses cortando leña y canta «Nam». La pronunciación es *Saaaaht Nam*.

MEDITACIÓN

Canta *Sat Nam* para tus adentros. Una opción sería colocar las manos en *Kali* mudra a la altura del corazón.

SATYA

SAVASANA

UNA RODILLA AL PECHO

MEDIO ESTRIBO

ENHEBRAR LA AGUJA

COLA DEL GATO

CIERVO EN TORSIÓN CON APOYO

CUADRADO

MUDRA

MEDITACIÓN

---

3. Soltar: no acaparar lo propio ni lo ajeno

No heredamos la tierra de nuestros antepasados,
solo la tomamos prestada de nuestros hijos.

DICHO DE LOS NATIVOS AMERICANOS

MENTE

Asteya

A: no/negar | *Steya*: robar

La traducción literal de *asteya* es 'no robar'. El significado de robar parece obvio, pero si se rasca debajo de la superficie, podemos entender algunas de las capas y definiciones más sutiles del tercer *yama*:

★ Sustraer de ti misma, de ti mismo.

★ Sustraer de otros: posesiones, tiempo, ideas o el crédito por el trabajo ajeno que no se ofrece libremente.

★ Codicia por poseer y acumular.

★ No renunciar a propiedades, ideas o dinero.

★ Tomar más comida, tiempo o espacio del que necesitas personalmente.

★ Acumular.

★ Robar los recursos de la tierra, ya sea por despilfarro o uso excesivo, o por tomar más de lo que razonablemente puede suministrar.

★ Impedir que otra persona logre algo mediante tus acciones u omisiones.

★ Sentirte con derecho sin más a recursos, tiempo, trabajos o relaciones.

* No reponer, cuidar o reabastecer los ríos de nuestra vida, ya sean nuestras relaciones, la madre tierra o nosotros mismos.
* Sentir que tu vida es escasa o que no hay suficiente para dar.
* No actuar con un impulso generoso.
* Entrar en cada momento pensando en lo que puedes sacar en lugar de lo que puedes aportar.
* Anteponer tus necesidades a las de los demás (a las de tus contemporáneos y a las de generaciones futuras).

CORAZÓN

Asteya es la práctica de no robar.

En sentido físico, nos robamos a nosotros mismos cuando nos comparamos con los demás, cuando no apreciamos el cuerpo que tenemos actualmente o cuando nos empujamos más allá de nuestros límites.

Le robamos a nuestra fuente de energía si no respiramos bien, si no cuidamos nuestro cuerpo o si no sentimos gratitud por nuestra vida tal y como es. Nos autosustraemos cuando carecemos de compasión y comprensión hacia nosotros mismos en momentos de enfermedad, dolor o cambios importantes.

Nos robamos a nosotros mismos cuando buscamos fuera de nuestra sabiduría innata para obtener respuestas ajenas.

Nos robamos a nosotros mismos cuando no estamos presentes en el momento. El yin es una práctica de devolver, de no robar.

La práctica nos pide que no tomemos más de lo que necesitamos ni vayamos más allá de nuestros límites. No solo nos pide que inhalemos completamente, sino también que exhalemos del todo, que demos y recibamos. Es una práctica de autocuidado y de darse permiso. Comenzamos con la plenitud de lo que tenemos y partimos desde ahí.

Y lo que es más importante: es una práctica de estar presente. Estar aquí para ti y en cualquier ámbito es el mayor regalo que puedes hacerte.

CUERPO

⟩ Práctica de *asteya* ⟨

POSTRACIÓN COMPLETA

Ofrece la práctica a alguien que te haya apoyado y cuidado, que te haya demostrado generosidad y amor en momentos de necesidad presentes o pasados. Transición a la postura del Niño durante un minuto.

CORAZÓN QUE SE DERRITE

Siente la generosidad del corazón al abrir suavemente los hombros y el pecho. Transición a la postura del Niño durante un minuto.

MESA EN TORSIÓN

Desde el Corazón que se derrite, pasa el brazo derecho por debajo del pecho hacia la izquierda. Una opción sería llevar la mano izquierda por detrás de la espalda hacia el lado derecho. Cambia al lado izquierdo.

POSTURA DEL NIÑO

Piensa en esta postura como en un acto simbólico de devolver a la tierra los regalos que te ha hecho.

RAÍCES TORCIDAS

Cruza la rodilla izquierda por encima de la derecha. Deja caer las rodillas hacia la derecha.

COLA DEL GATO

Continúa hacia la Cola del Gato separando un poco las rodillas y agarrando la pierna de abajo con la mano izquierda; o mantente en Raíces Torcidas si sientes que es «suficiente». Abandona la necesidad de hacer más, de tener más o de ser más. Repite desde las Raíces Torcidas a la Cola del Gato en el otro lado. Al terminar este grupo de posturas, haz una Integración.

SILLÍN

La felicidad depende de lo que ya tienes. Mirar más allá de nosotros mismos y compararnos con los demás puede generar un sentimiento de carencia. Cierra los ojos suavemente y mira hacia ti. Al terminar esta postura, haz una Integración.

ORUGA O CARACOL

En realidad, necesitamos muy poco. Comida, cobijo, calor, seguridad, relaciones íntimas y amorosas y la realización del propósito de nuestra vida. Si estas necesidades ya están cubiertas, ¿qué más te hace falta? Como un caracol con su concha, puedes llevar todo lo que necesitas contigo. Haz una Integración al terminar esta postura.

PUSHPAPUTA MUDRA

Un puñado de flores. Adopta una posición sentada. Frota las palmas de las manos para crear calor y luego ábrelas orientándolas hacia el cielo con los bordes de los meñiques juntos. Siente como si un puñado de pétalos descansara suavemente sobre tus dedos ahuecados. Imagina tu capacidad tanto de dar como de recibir.

SAVASANA

ASTEYA

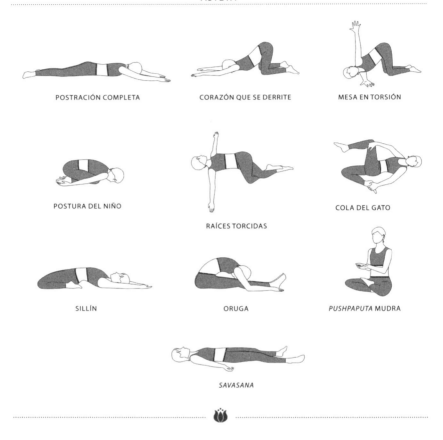

POSTRACIÓN COMPLETA

CORAZÓN QUE SE DERRITE

MESA EN TORSIÓN

POSTURA DEL NIÑO

RAÍCES TORCIDAS

COLA DEL GATO

SILLÍN

ORUGA

PUSHPAPUTA MUDRA

SAVASANA

4. Moderación: el camino medio

Aquieta la mente y el alma hablará.

Ma Jaya Sati Bhagavati

MENTE

Brahmacharya

Brahma: el dios de nuestro buen entendimiento, lo divino, la verdad esencial | *Char*: mover, conectar o comprometerse con algo

Literalmente, esta palabra significa 'caminar o conectar con lo divino'.

Tradicionalmente, *brahmacharya* significaba celibato. Los antiguos aspirantes se sentaban con su maestro espiritual o el renunciante se retiraba a las cuevas y practicaba la comunión con lo divino. Ambos caminos conducían de forma natural al celibato y a la conservación de la energía vital. Pero esta es solo una interpretación del cuarto *yama*.

En la vida laica actual, podemos interpretarlo como la moderación o la práctica del camino intermedio, aquel en el que no malgastamos nuestra energía y nuestros sentidos innecesariamente en el exterior, sino que nos conectamos internamente con algo más grande y significativo que nosotros mismos. El objetivo es conservar nuestra energía y mantener nuestra vitalidad interna.

CORAZÓN

La práctica de *brahmacharya* nos pide moderación y que concentremos nuestra energía. De esta forma, tendremos más capacidad para comprometernos con nuestro camino espiritual al fusionar nuestra energía con dios.

Sentarse en silencio y recoger nuestra energía vital esencial mediante la respiración, concentrarse y meditar son herramientas para mantenernos centrados en nuestro objetivo. Cuando nos sentamos, profundizamos en nuestra conexión con nosotros mismos y nos volvemos más conscientes de aquellas partes de nuestra vida que nos drenan y aquellas que nos fortalecen. Cuando nos tomamos un tiempo para conectar, notamos cómo cambia nuestra energía y, a través de esta conexión más cercana con nuestra alma, recordamos una relación más personal con lo divino.

Por el contrario, cuando vamos con prisas por la vida, tratamos de controlar a los demás o a nosotros mismos o proyectamos nuestra energía hacia fuera sintiendo la necesidad de producir continuamente, empezamos a derrochar y perder nuestra vitalidad.

CUERPO

ꜱ Práctica de *brahmacharya* ꜱ

Esta semana, cuando practiques fuera de la esterilla, reflexiona sobre cómo utilizas tus recursos internos (ya sea preservándolos o agotándolos) en tus pensamientos, acciones y relaciones.

Prueba la siguiente práctica sin música y con una guía mínima, manteniendo la clase lo más silenciosa y espaciosa posible. Recuerda a las alumnas y alumnos el enfoque de Ricitos de Oro: en yin, la idea es «ni demasiado, ni demasiado poco». Sí que quieres sentir algo, pero nada en exceso. Si tu tendencia es a buscar el ciento diez por ciento, intenta retroceder un poco. Si tiendes a evitar las sensaciones, plantéate poner un poco de más esfuerzo. Continúa buscando el término medio. Las almohadillas para los ojos y los *bolsters* ayudan a moderar las sensaciones tanto en el cuerpo como en los sentidos.

MANTRA

Ong Namo Guru Dev Namo. Cantar tres veces.

Ong Namo: me postro ante la sutil divinidad interior |
Guru Dev: me postro ante mi maestra(o) interior

Este mantra también se conoce como «el número de teléfono de Dios», porque invoca la infinita energía creativa de nuestras maestras y maestros y de todos los enseñantes que nos han precedido. Nos invita a sintonizar con nuestra intuición innata y la sabiduría de toda la creación, para convertirnos en un conducto que permite que esta energía fluya a través de nosotros.

RESPIRACIÓN POR UNA SOLA FOSA NASAL

Las técnicas respiratorias nos conectan rápidamente con nuestra propia fuente de energía y nos revitalizan. Modera cada inhalación y exhalación. Haz una vuelta y termina con *Maha bandha* mudra.

MAHA BANDHA MUDRA

La gran llave. Utiliza esta práctica para sellar energía internamente.

CONTEMPLACIÓN

¿Cómo quieres servir hoy? ¿Dónde quieres poner tu energía? ¿Dónde te gustaría profundizar en tu vida y dónde es necesario modular tu energía para que puedas vivir sintiéndote nutrida(o), plena(o) y fortificada(o)?

MARIPOSA SUPINA

Usa almohadillas para los ojos para aquietar la mente.

Esta postura representa una oportunidad de reflexionar sobre dónde y cómo te implicas en actividades que perjudican tu valiosa energía vital.

RAÍCES TORCIDAS TORCIDAS

Cruza la rodilla derecha sobre la izquierda como si estuvieses sentada(o) en una silla. Mantén las piernas así y déjalas caer hacia la derecha. Coloca un bloque bajo la rodilla que queda por debajo si lo necesitas. Permanece aquí un par de minutos. ¿Puedes ajustar esta postura para encontrar el camino intermedio?

RAÍCES TORCIDAS

Eleva las rodillas y déjalas caer hacia la derecha. Repite las Raíces Torcidas torcidas y las Raíces Torcidas en el otro lado.

MEDIA MARIPOSA

Dobla la rodilla derecha y lleva el pie derecho en contacto

con la parte interna de la pierna izquierda. Adopta una versión de esta postura que la sientas adecuada para tu cuerpo. Mueve el torso a derecha e izquierda hasta encontrar un lugar satisfactorio. Haz los dos lados.

ORUGA A CARACOL

Comienza en la Oruga con un *bolster* u otro accesorio. Mantén tu postura suelta y relajada. Tras unos minutos así, decide si permanecer o pasar al Caracol. Escoge aquella postura que te proporcione una sensación moderada. Si eres el tipo de persona que gravita hacia el extremo de la escala donde se dan las sensaciones más altas, plantéate permanecer en la Oruga con un *bolster*.

SAVASANA

BRAHMACHARYA

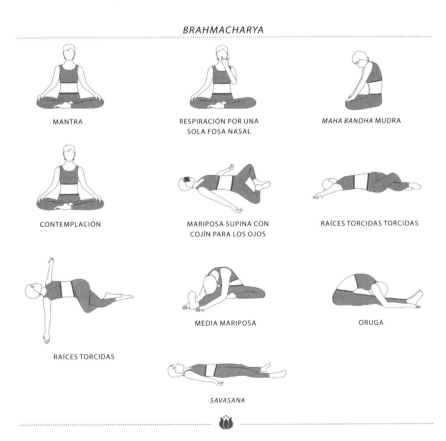

MANTRA

RESPIRACIÓN POR UNA
SOLA FOSA NASAL

MAHA BANDHA MUDRA

CONTEMPLACIÓN

MARIPOSA SUPINA CON
COJÍN PARA LOS OJOS

RAÍCES TORCIDAS TORCIDAS

RAÍCES TORCIDAS

MEDIA MARIPOSA

ORUGA

SAVASANA

5. Menos posesiones: el arte de dejar ir

Como una hoja que se desprende de un árbol, ella simplemente soltó.
No hubo esfuerzo. No hubo lucha.

SAFIRE ROSE

MENTE

Aparigraha

> *Gra*: agarrar o retener | *Pari*: desde todos los lados,
> cualquier cosa cercana | *A*: negar

El último *yama*, *aparigraha*, se define como un no: aferrarse, agarrarse, ser posesiva o posesivo, atarse o apegarse a posesiones, pensamientos, relaciones, trabajos o formas de ser. El opuesto de este principio es dejar ir.

CORAZÓN

¿Por qué motivo queremos aferrarnos tanto a las cosas como son? ¿Tanto que evitamos el cambio o no conseguimos dejar ir a personas o ideas? ¿Tanto que parecemos estar estancados en las mismas relaciones, trabajos, hábitos y formas de ser?

El quinto *yama*, *aparigraha*, nos pide que recordemos que la alegría de vivir no depende de aferrarse o retener, sino que más bien lo que poseemos nos posee. Aquello a lo que nos agarramos nos agarra.

En momentos de cambios importantes o cuando la vida se gira repentinamente, nuestra respuesta instintiva es agarrarnos con más fuerza incluso. Queremos conservar lo conocido como si fuese un manto protector.

Hay un cuento que habla de apresar monos colocando un cacahuete dentro de una vasija. El mono mete la mano en la vasija y agarra el cacahuete. La forma más sencilla de escapar sería soltar el cacahuete, pero en lugar de eso, se aferra con más fuerza a su tesoro.

La pregunta aquí es: ¿qué es tu cacahuete? ¿Qué es aquello que no puedes dejar ir? Quizá sea un pensamiento sobre ti o sobre otros; tal vez un trabajo, tu fijación con tu cuerpo y qué aspecto debería tener. Los cacahuetes adoptan muchas y diferentes formas.

La fijación fuera de la esterilla es una sensación de que algo está bloqueado porque nos negamos a soltar. Como un vaso que se pega a un posavasos, este vacío crea más presión en la forma en que vivimos. Cuando soltamos aquello a lo que nos aferramos, hallamos una mayor libertad.

Cuando en nuestra propia vida reconocemos una adhesión a lo que nos mantiene atrapados, nuestra práctica consiste en soltarnos. Confía en la certeza de que, cada vez que dejes ir, algo bueno te está esperando para llenar ese espacio.

Safire Rose es poeta, maestra, oradora y *life coach* espiritual. Su poema *She Let Go* (*Ella soltó*) es uno de mis preferidos para yin. Lo reproduzco con permiso.

Ella soltó.

Sin un pensamiento o una palabra, ella soltó. Soltó el miedo. Soltó los juicios.

Soltó la convergencia de opiniones que se agolpaban en su cabeza. Soltó el comité de indecisión en su interior.

Soltó todos los motivos correctos.

Total y completamente, sin vacilar ni preocuparse, simplemente soltó.

No le pidió consejo a nadie. No leyó un libro sobre cómo soltar.

No investigó las escrituras.

Simplemente soltó.

Soltó todos los recuerdos que la retenían.

Soltó toda la ansiedad que le impedía avanzar.

Soltó el planificar y todos los cálculos para hacerlo a la perfección.

No prometió soltar.

No escribió en su diario sobre el tema. No escribió la fecha prevista en su agenda. No lo anunció públicamente ni puso un anuncio en el periódico.

No comprobó el pronóstico del tiempo ni leyó su horóscopo para el día. Simplemente soltó.

No analizó si debería o no soltar. No llamó a sus amistades para hablarlo. No hizo un tratamiento de cinco pasos.

No llamó al Teléfono de la Esperanza. No dijo ni una sola palabra.

Simplemente soltó.

No hubo vuelta atrás cuando ocurrió. No hubo ni aplausos ni felicitaciones. Nadie le dio las gracias ni la alabó.

Nadie notó nada.

Como una hoja que se desprende de un árbol, simplemente soltó. No hubo esfuerzo.

No hubo lucha.

No fue algo bueno ni algo malo.

Fue lo que fue y es precisamente eso.

Y en el espacio de soltar, permitió que todo fuese. Una pequeña sonrisa apareció en su rostro.

Una brisa ligera la recorrió.

Y el sol y la luna brillaron eternamente.

CUERPO

❧ Práctica de *aparigraha* ☙

Una fijación, en sentido físico, es cuando dos articulaciones, especialmente las más móviles, se *pegan* provocando rigidez. Cuando practicamos las posturas, quizá escuchemos una especie de crujido en el cuerpo. Se trata del «sello» que se rompe, y cuando ocurre, encontramos más rango de movimiento y *qi* puede ya inundar la zona que antes estaba bloqueada.

PAWANMUKTASANA

Círculos de muñecas y tobillos. Estos movimientos abren las articulaciones y liberan bloqueos de energía.

GATO-VACA

Ponte a gatas y comienza a hacer movimientos laterales con la columna, arqueándola a derecha e izquierda. Mira hacia la cadera izquierda y luego hacia la derecha. Comienza a hacer movimientos de Gato-Vaca arqueando la espalda y luego elevando los isquiones y el pecho. Combina estos movimientos de Gato-Vaca con un giro de barril continuo del pecho en el sentido de las agujas del reloj y luego en sentido contrario. Siente cómo se libera tu columna a medida que te vas moviendo.

GATO-VACA

Variante con la rodilla a la nariz.

MEDITACIÓN

Observa cualquier repetición o reiteración de la mente. Ambas son formas de pensamiento circular que nos mantienen ocupados pero paralizados.

COLGADO

El Colgado pondrá tu mente patas arriba, como si estuvieras vaciando su contenido y sacudiendo la arenilla que te mantiene estancada(o).

MALASANA

Utiliza esta postura como transición y mantenla durante un minuto.

MARIPOSA

Sostente los pies y haz girar el torso a la derecha, al centro, a la izquierda y hacia atrás con movimientos que van en el sentido contrario a las agujas del reloj. Repite en el sentido de las agujas del reloj.

Presta atención a cualquier adhesión en la columna y las escápulas. Deja que tus acciones sean fluidas.

Finalmente, mantén la Mariposa unos pocos minutos.

CORAZÓN QUE SE DERRITE

Separa los brazos tanto como necesites para no sentir bloqueo en la parte superior del cuerpo.

POSTURA DEL NIÑO LATERAL

Ve hacia atrás a la postura del Niño y lleva los brazos hacia la derecha. Estira la mano izquierda un poco más que la derecha. Dobla el brazo derecho y descansa la frente sobre el antebrazo. Respira hacia las costillas del lado izquierdo a medida que abres y estiras los músculos intercostales.

VARIANTES DEL CISNE

¿Practicas siempre de la misma forma? ¿Tienes apego a ciertas posturas mientras que evitas otras? Prueba cualquiera de las variantes del Cisne para liberarte de tus apegos. Las variaciones son: el Lazo, el medio Lazo, el Cisne alto, el Cisne Dormido y el Leño Ardiente.

TORSIÓN SUPINA

Nota cualquier crujido o liberación de la columna.

SAVASANA

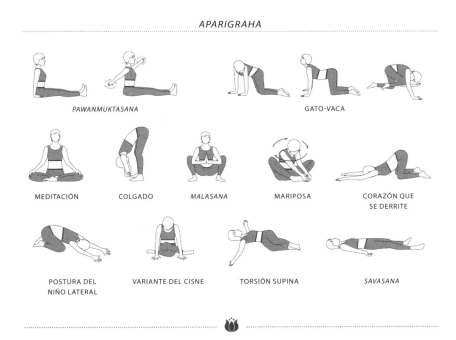

APARIGRAHA

PAWANMUKTASANA

GATO-VACA

MEDITACIÓN

COLGADO

MALASANA

MARIPOSA

CORAZÓN QUE SE DERRITE

POSTURA DEL NIÑO LATERAL

VARIANTE DEL CISNE

TORSIÓN SUPINA

SAVASANA

Paso dos: *NIYAMAS*

1. Pureza: mantenimiento del cuerpo, la mente y el espíritu

> *Si una persona piensa o actúa con pensamientos puros, la felicidad la seguirá como una sombra que nunca la abandona.*
>
> ENSEÑANZA BUDISTA

MENTE

Saucha

Saucha proviene de la palabra raíz *purus*, o pureza, y suele definirse como limpieza del cuerpo y de la mente.

Los antiguos yoguis se esforzaban por mantener el templo de su cuerpo puro y libre de infecciones, para poder seguir practicando y sirviendo con claridad. Consideraban que el cuidado del cuerpo era esencial para alcanzar un estado vibratorio superior. Cuando el cuerpo está limpio, logramos una mayor claridad, y la mente y las acciones se vuelven más puras.

CORAZÓN

Lo contrario de limpieza es contaminación. La contaminación puede filtrarse en nuestro ser no solo a través del aire y los alimentos, sino a través de todos nuestros sentidos, incluidas las interacciones con las personas que nos rodean. Los yoguis dicen que no somos un cuerpo con alma, sino un alma encarnada en un cuerpo. Por lo tanto, nuestro trabajo consiste en mantener limpio nuestro templo para poder llevar a cabo el propósito de nuestra vida.

Lo que ingerimos, el estado de nuestro entorno, nuestros pensamientos internos y nuestras acciones externas tienen el poder de hacer borrón y cuenta nueva o de enturbiarnos la mente, el corazón y el cuerpo.

Saucha nos pide que nos nutramos con estímulos enriquecedores, que comamos alimentos que nos aporten una sensación de ligereza. Nos enseña a ordenarnos, a eliminar los anclajes y pesos muertos que ya no necesitamos y a *limpiar nuestro paladar* con palabras bien elegidas.

Ser verdaderamente francos con nosotros mismos y tamizar los escombros de nuestra vida, mirar qué personas nos nutren y cuáles nos son tóxicas y, lo que es más importante, perdonar, dejar la ira o las traiciones y seguir adelante son actos de limpieza para la mente y el alma.

A medida que despejamos nuestro ser del desorden y vivimos con limpieza, nuestra vida se vuelve más sencilla, menos distraída y más auténtica.

CUERPO

❧ Práctica de *saucha* ❧

Algunas de las antiguas prácticas del yoga siguen teniendo relevancia hoy en día. El raspado de lengua, el enjuague bucal con aceite y el uso de la *neti lota* de la tradición ayurvédica son *kriyas* válidas. Las técnicas respiratorias, las torsiones y las posturas invertidas también limpiarán el hogar del cuerpo.

MIRAR UNA VELA

Enciende una vela y mira fijamente la llama sin tensar los ojos, pero manteniéndolos bien abiertos. Mientras la miras, imagínate que estás quemando el polvo que enturbia tus ojos y tu forma de ver el mundo. Cuando nos limpiamos así los ojos, estamos limpiando la forma en que vemos el mundo.

KAPALABHATI

Esta técnica respiratoria alimenta el fuego interno para eliminar impurezas del cuerpo y la mente. Observa tu experiencia tras practicarla. También se la conoce como la respiración del cráneo brillante, y es posible que sientas ligereza de espíritu y claridad de pensamiento al practicarla.

SERIE DE TORSIONES

Retuerce tu sistema con una serie de torsiones que van de suaves a más exigentes. Haz la serie en el lado derecho primero y luego repite en el izquierdo con una Integración entre cada una.

LIMPIAPARABRISAS SUPINO

Al dejar caer las piernas hacia la derecha, gira suavemente el abdomen hacia la izquierda.

TORSIÓN SUPINA

Coloca las rodillas una encima de la otra en esta variante con dos piernas.

VARIANTE DE TORSIÓN SUPINA

En esta variante, extiende la pierna de arriba y llévala al suelo o colócala sobre un bloque. Quizá quieras utilizar un cinturón.

COLA DEL GATO

Gírate para recostarte sobre el lado derecho y apoya la cabeza en el brazo. Dobla la rodilla izquierda y ponla en el suelo frente a ti.

Lleva la mano izquierda hacia atrás y mira a ver si puedes agarrar el tobillo o el pie derecho. Ahora échate hacia atrás y hacia el suelo.

COLGADO

Literalmente, pon la mente del revés y deja que el polvo y los escombros se desprendan.

SAVASANA

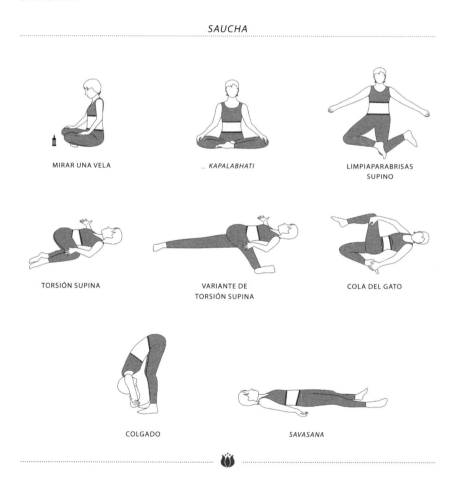

SAUCHA

MIRAR UNA VELA

_ *KAPALABHATI*

LIMPIAPARABRISAS
SUPINO

TORSIÓN SUPINA

VARIANTE DE
TORSIÓN SUPINA

COLA DEL GATO

COLGADO

SAVASANA

2. Complacencia: satisfacción interior

Cuando todos tus deseos se destilen, emitirás dos votos: amar más y ser feliz.

HAFIZ

MENTE

Samtosha/Santosha

Sam: completo | *Tosha*: satisfacción, aceptación

Santosha es un estado de satisfacción subyacente en todo lo que la vida te ofrece.

CORAZÓN

¿Cuántas veces pensamos: «Sería más feliz cuando/si»?

Si hago yin, seré más flexible.

Si medito, estaré más en paz, más satisfecha(o).

Si estoy satisfecha(o), me querrán.

Cuando se empieza a practicar yin, quizá se busque poner en orden la vida, encontrar la felicidad o la satisfacción siguiendo el principio de lo que sería «si».

Podemos desperdiciar mucha energía tratando de satisfacer las condiciones que imponemos a nuestras vidas. Lo intentamos evitando las cosas que no queremos para atraer lo que queremos. Y cuando logramos lo que queremos, es posible que lo perdamos de nuevo, o bien que no lleguemos nunca a conseguir aquello que perseguimos. El conjunto de condiciones se convierte en un objetivo en movimiento. Al principio, podemos sentirnos satisfechos con el logro. Pero luego, a medida que las cosas que buscábamos con tanto ahínco pierden su brillo, podemos empezar a sentir apatía.

El yoga no consiste en cumplir una serie de condiciones para poder encontrar la felicidad. Más bien, su práctica consiste en salir al encuentro de todas tus facetas con dulzura y amor: tus defectos, tu cuerpo rígido, tu corazón dolorido, esos kilos de más y el estado de ánimo que se extiende por toda tu casa, tus rupturas, tus enfermedades, tu aburrimiento e impaciencia... y especialmente tu confusión, tus dudas y tus miedos.

Santosha es un trabajo interno que nos pide que surquemos las olas de nuestra vida tal y como se presentan, y que busquemos el punto óptimo interior que irradia satisfacción independientemente de las condiciones existentes.

La vida es un regalo. Puede que no nos gusten todos los vaivenes, pero juntos conforman una vida: nuestra vida.

CUERPO

❧ Práctica de *santosha* ☙

Explora posturas de extensión para la parte alta, media y baja de la espalda.

Utiliza posturas neutralizantes entre unas y otras, como torsiones y flexiones.

MANTRA

Empieza con el mantra *Om Shanti, Shanti, Shanti* para encontrar paz y satisfacción en cada momento de tu práctica.

SERIE DEL BARCO PONTÓN

Coloca el bloque debajo del sacro. Haz todas o una de las siguientes variantes:

- Extiende las piernas con los talones en el suelo.

- Pon las plantas de los pies juntas en Mariposa.
- Coloca el talón izquierdo y luego el derecho en el suelo cerca del isquion contrario para estirar la parte interna de las piernas.
- Lleva una pierna hacia atrás para entrar en la variante del medio Sillín; la otra pierna puede estar doblada o extendida.

PEZ EN MARIPOSA

Esta postura incide más sobre la columna torácica. Coloca un bloque debajo de la columna dorsal. Pon las plantas de los pies juntas. Permite que los brazos caigan como alas al tiempo que el accesorio sostiene el pecho.

CUARTO DE PERRO

Para seguir explorando la apertura de la columna torácica. Haz los dos brazos, el izquierdo y el derecho.

FOCA/ESFINGE

Escoge la que te resulte más sanadora para la parte baja de la espalda. Acerca o separa los codos del pecho para ajustar la sensación en la columna lumbar.

CISNE/CISNE ALTO

Pasa del Cisne al Cisne alto lentamente hasta terminar asentándote en una de las dos posturas.

TORSIÓN SUPINA

Neutraliza las extensiones con una suave torsión.

SANTOSHA

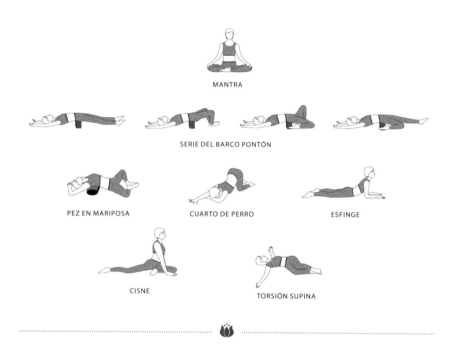

MANTRA

SERIE DEL BARCO PONTÓN

PEZ EN MARIPOSA   CUARTO DE PERRO   ESFINGE

CISNE

TORSIÓN SUPINA

3. Fuego: dominio a través de la devoción

*La práctica debe ser constante y continua
durante un periodo de tiempo.*

PATANJALI 1.14

MENTE

Tapas

Tap: calor, llama o fuego, limpiar

Tapas es el deseo que arde lentamente o la decisión ardiente de avanzar dirigiendo nuestra energía hacia lo que es esencial en la vida. Según avanzamos a contracorriente de nuestros hábitos, anhelos y deseos, el cambio suele implicar fricción. El calor que así se provoca sacude nuestra autocomplacencia y fortalece la decisión de velar por nuestra sanación.

Con *tapas* aprendemos a decir «no» a los parches temporales que usamos en nuestra vida y «sí» a un objetivo a más largo plazo. En lugar de evitar la vida o poner una tirita sobre las cosas que ya no funcionan, aprovechamos la llama de nuestro deseo y practicamos para elevar nuestra vibración. *Tapas* nos ayuda a poner límites a las acciones, los pensamientos y los comportamientos que suponen un obstáculo para nuestro desarrollo personal.

Una vez encendido, el fuego arde con fuerza.

CORAZÓN

Para cambiar, crecer o evolucionar hemos de practicar. Cada día que nos personamos en la esterilla, o en nuestra vida, demuestra la voluntad de participar en esta dulce danza con nosotros mismos. Cuando cultivamos este *niyama*, comprendemos que las acciones que realizamos hoy nos conducen a una versión más elevada de nosotros mismos y que los pasos que necesitamos para llegar a ella requieren cierto grado de disciplina, valor y voluntad.

Tu práctica puede adoptar muchas formas. Podría ser ese paseo con la primera luz del día o el sonido estable de tu respiración.

Podría ser la comida que preparas y sirves o las posturas de tu cuerpo.

Quizá sea la forma en que hablas con alguien o cómo pausas antes de responder. O tal vez sea la decisión de dejar ir algo en lugar de aferrarlo con más fuerza. Todas estas prácticas son válidas si nos atenemos a ellas con gentileza.

Cuando te respetas y respetas tu vida, tomas hermosas decisiones que te nutren y te rodeas de personas que encienden tu sentido de la dedicación y la devoción. Estos actos de autocuidado encienden tu *tapas* y te sitúan en el camino más adecuado para ti.

CUERPO

❧ Práctica de *tapas* ☙

El calor surge de la intensidad de la disciplina. El fuego y la calidez de las posturas del Dragón animan a los practicantes a quedarse cuando su instinto es marcharse y a examinar lo que les sucede mental, física y emocionalmente.

Invítalos siempre a salir de las posturas si están agitados de algún modo.

VILOMA PRANAYAMA

MARIPOSA (FIG. 1)

Dedica tiempo a establecer tu intención, a contemplar tus objetivos y aspiraciones futuras o a observar qué hábitos, pensamientos o acciones se interponen en tu camino para alcanzar tu visión.

COCODRILO (FIG. 2-3)

Plataforma a *push-up* bajo a plataforma dos o tres veces. Para cultivar fuerza y autoconfianza.

INFANTE (FIG. 4)

Al igual que *Salabhasana*, esta postura yang estimula los músculos de la columna vertebral y la circulación sanguínea y, por lo tanto, genera calor en la cavidad abdominal. Mantén la postura unas tres respiraciones.

POSTURA DEL NIÑO (FIG. 5)

Refréscate en esta sencilla postura. Disfruta mientras se destensa la parte baja de la espalda.

SERIE DE DRAGONES (FIG. 6-11)

Haz cada postura durante un minuto. Entre una y otra, haz un breve Perro bocabajo.

- Dragón sobrepasando.
- Dragón en vuelo alto.
- Dragón en vuelo bajo.
- Dragón en torsión.
- Dragón atado.
- Dragón en *spagat*.

Integración antes de pasar a la secuencia en el lado izquierdo.

RANA (FIG. 12)

Genera calor aquí permaneciendo más tiempo, hasta cinco minutos.

TÚ ELIGES (FIG. 13)

Si eres pasional o necesitas calmar tu fuego interior, elige una postura que te haga sentir tranquila(o) y a gusto. Si necesitas poner algo más de fuego en tu vida, elige una postura que sientas intensa, ya sea física o mentalmente. Permanece seis minutos en las posturas simétricas o tres minutos en las asimétricas.

SAVASANA (FIG. 14)

TAPAS

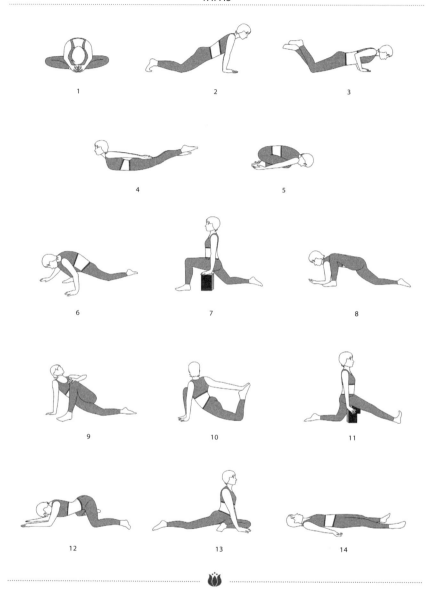

4. Reflexión: a través del espejo

Este ser humano es una casa de huéspedes, cada mañana una nueva llegada.

RUMI

MENTE

Svadhyaya

Sva: yo | *Dhyaya*: contemplación/estudio

Svadhyaya significa, literalmente, 'leerse a uno mismo o autoestudiarse'.

El cuarto de los *niyamas* es una práctica para conocerse mejor. Al investigar nuestra forma de ser, que incluye nuestros estados de ánimo, hábitos y puntos fuertes y débiles, y al observar nuestros ángulos muertos, seremos capaces de comprender que, en última instancia, somos mucho más grandes que nuestro pequeño «yo».

Mediante la lectura de textos modernos inspiradores o de escrituras antiguas, podemos acceder a una fuente superior de sabiduría que nos reunirá con una comprensión superior de quiénes somos realmente.

CORAZÓN

A través de la autorreflexión y el estudio, llegamos a conocernos mejor a nosotros mismos.

La flexión es una metáfora física de la mirada interna. Con la cabeza profundamente inclinada, podemos preguntarnos: «¿Cómo estoy hoy?».

Cada día, cada práctica, arrojará una nueva respuesta.

Si nos hacemos esta pregunta con delicadeza, podemos llegar a comprender nuestro verdadero estado. Podemos sentir agitación, tranquilidad, aburrimiento o excitación, ira o temor, ser intolerantes o estar en paz.

Todos estos pensamientos y estados son una oportunidad para practicar *svadhyaya*, para mirar más allá de los sentimientos y las emociones.

Cuando destapamos nuestro estado de ánimo y fomentamos la relajación en el corazón y la mente, llegamos a comprender con mayor claridad que somos mucho más grandes que todo eso.

Cuando miramos en la oscuridad, iluminamos las estrellas de nuestro ser.

CUERPO

❧ Práctica de *svadhyaya* ❧

La forma en que practicamos yoga es la forma en que practicamos el vivir.

Como si tu esterilla fuera una placa de Petri de tu mundo, vigila para ver la iluminación y los aprendizajes sobre tu verdadero ser mientras te mueves por esta serie de flexiones.

Antes de empezar la práctica, pregúntate con amabilidad: «¿Por qué estoy aquí? ¿Qué espero ganar o aprender sobre mí?».

Enfoca la práctica en la flexión de la columna (replegándote internamente). Utiliza posturas neutralizantes como torsiones, extensiones y la Integración entre unas y otras.

POSTURA DEL NIÑO

La quietud en el cuerpo nos ayuda a ver qué hay enterrado en lo más profundo.

MEDIO LAZO

Lleva el ojo de la mente hacia abajo y hacia dentro.

COLGADO

Imagina que tus piernas son las rocas y tu columna vertebral el agua que cae por ellas. El agua te salpica pero no te moja. Observa tus pensamientos como si estuvieras sentada(o) en una hendidura entre las rocas.

LIBÉLULA

Relaja los músculos de los glúteos y la parte superior de los muslos. Inclina la cabeza como si la mente se postrara ante el corazón.

MEDIA MARIPOSA

Flexiónate sobre la pierna extendida.

TORSIÓN SENTADA

Pasa de media Mariposa a una Torsión sentada. Luego repite la media Mariposa y la Torsión sentada en el otro lado.

INTEGRACIÓN

Túmbate y cierra los ojos. ¿Qué sientes o ves en el proyector del ojo de la mente? Continúa observándote como si estuvieses mirando tu cuerpo desde arriba.

RODILLAS AL PECHO

Abraza suavemente las rodillas hacia el pecho. Permanece aquí o pasa a la última postura.

CARACOL

Tu cuerpo es un lugar al que retirarse, como un caracol en su concha.

SAVASANA

Sugerencia de poema: *La casa de huéspedes*, de Rumi.

SVADHYAYA

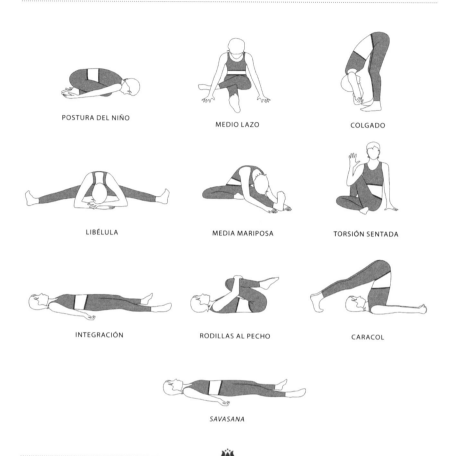

POSTURA DEL NIÑO

MEDIO LAZO

COLGADO

LIBÉLULA

MEDIA MARIPOSA

TORSIÓN SENTADA

INTEGRACIÓN

RODILLAS AL PECHO

CARACOL

SAVASANA

5. Entrega: rendición a lo divino

*No te sientas solo, todo el universo está dentro de ti. Deja de
actuar como si fueras pequeño. Eres el universo en movimiento extático.
Dale fuego a tu vida. Busca a los que avivan tus llamas.*

RUMI

MENTE

Ishvara pranidhana

Ishvara: un dios de nuestro propio entendimiento, ya sea Dios,
una deidad, nuestro yo superior, la naturaleza o lo divino interior
| *Pranidhana*: rendirse, entregarse o dedicarse

Ishvara pranidhana es la práctica de postrarse ante una fuerza
superior y más inteligente que permea el universo. Se dice que el
logro del estado de yoga proviene directamente de este *niyama*.

CORAZÓN

Este *sutra* nos pide que soltemos y nos rindamos. Rendirse no
significa ceder, sino más bien estar dispuestos a recibir un empujón
que nos encamine hacia nuestro mayor bien.

Estamos practicando el último *niyama* cuando podemos redi-
rigir nuestra energía apartándola de nuestros dramas personales y
ver el panorama más amplio de nuestra vida, cuando somos capaces
de decir «esto también lo acepto».

RENDIRSE

*Ríndete a las posturas; las difíciles reflejan
las luchas de la vida, las dulces reflejan nuestra alegría.
Ríndete al resultado de tus acciones;
están más allá de tu control,*

cada día, cada práctica, haz lo mejor que puedas.
Ríndete a las acciones del universo; la maravilla de la naturaleza,
las cosas que nunca viste venir.
Ríndete a tus dificultades actuales; el dolor y las pérdidas,
especialmente las cosas que intentaste con tanto ahínco controlar pero no pudiste.

Ríndete a la definición de ti mismo; tus juicios
no son más que formas de limitar quién eres.
Confía profunda e inquebrantable en que ahora mismo
estás donde debes estar.
Siente cómo el universo teje una hermosa magia a través de ti.

CUERPO

❧ Práctica de *ishvara pranidhana* ❧

Vinyasa significa colocar de una manera especial. Esta práctica utiliza elementos de *flow* del estilo *vinyasa* de yoga. Cuando fluimos podemos emplear el cuerpo como una «oración» u «ofrenda». Muévete prestando atención a los finales, los principios y los espacios intermedios.

MEDITACIÓN SENTADA

Encarna el misterio ofreciendo la práctica al conjunto más amplio de tu vida. Empieza invocando al dios de tu entendimiento: puede ser la luz del nuevo amanecer, la divinidad interior o una diosa que te inspire.

POSTRACIÓN COMPLETA

Ofrece tu práctica a esta fuente con los brazos extendidos y los dedos en *Chin* mudra. Al recibir la postura, ¿puedes sentir un pequeño cambio en tu ser y una conexión con algo más grande que tú?

POSTURA DEL NIÑO

Siente cómo se destensa la línea posterior de tu cuerpo

mientras se estira la piel del sacro.

PASEA TU PERRO

Libera cualquier patrón de tensión mientras mueves las piernas de forma libre y orgánica.

DRAGÓN

Haz los dos lados, el izquierdo y el derecho. Una opción sería pasar a Perro bocabajo; otra hacer un *vinyasa* suave.

COLGADO

Deja que tu mente fluya con humildad hacia la tierra.

POSTURA DE LA MONTAÑA

Pausa en la postura de la Montaña y siente el universo moverse a través de ti. Pasa a Cuartos de Saludos al Sol y Medios Saludos al Sol.

COLGADO

Da un paso hacia atrás hasta Perro bocabajo con la opción de otro *vinyasa*.

ESFINGE

Da un paso hacia atrás hasta Perro bocabajo con la opción de otro *vinyasa*.

DRAGÓN BAJO

Haz los lados izquierdo y derecho antes de realizar otro *vinyasa*.

POSTURA DEL NIÑO

Inclina la cabeza hacia la tierra y siente que se alisa el entrecejo.

ESTRIBO

Una actualización amable y yin de *Utkatasana* o postura de la Silla sobre la espalda.

SAVASANA

ISHVARA PRANIDHANA

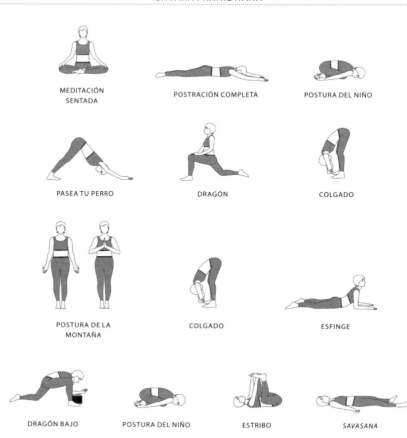

MEDITACIÓN SENTADA

POSTRACIÓN COMPLETA

POSTURA DEL NIÑO

PASEA TU PERRO

DRAGÓN

COLGADO

POSTURA DE LA MONTAÑA

COLGADO

ESFINGE

DRAGÓN BAJO

POSTURA DEL NIÑO

ESTRIBO

SAVASANA

Paso tres: laboratorio de asanas

Tradicionalmente, las posturas de yoga buscaban ayudar al practicante a sentarse en meditación y el asana no desempeñaba un papel tan importante como hoy en día. Para un gran número de personas, el cuerpo es la puerta de entrada al yoga, por lo que las temáticas que tienen un enfoque físico son accesibles y comprensibles para muchas alumnas y alumnos.

He aquí una lista de ideas que puedes adaptar si quieres usar como temática la tercera rama en la senda de los ocho pasos:

★ Desequilibrios en el cuerpo (abordando asimetrías o lesiones).

★ Tu singularidad e individualidad (partiendo desde donde estás físicamente hoy). Nuestros cuerpos son todos únicos y nuestras necesidades cambian de un día a otro.

★ Partes del cuerpo (pies, piernas, sacro, pelvis, suelo pélvico, parte baja de la espalda, parte alta de la espalda, cabeza, parte anterior del cuerpo, parte posterior del cuerpo, costados).

★ Debajo de la piel (sangre, huesos, músculos, fascia/tejido conectivo, órganos, sistema endocrino, sistema nervioso autónomo, sistema linfático).

★ Foco en posturas (torsiones, extensiones, flexiones, extensión axial, invertidas, flexiones laterales, posturas asimétricas y posturas simétricas).

★ Liberación profunda de caderas: aquello a lo que te resistes, persiste.

Solo puedes perder aquello a lo que te aferras.

BUDA

MENTE

La articulación de la cadera es el lugar donde la cabeza del hueso fémur se encaja en el acetábulo o «vinagrera». La palabra *acetabulum* viene del latín *acet*, 'ácido'.

La zona de la cadera tiene uniones firmes, lo cual le proporciona estabilidad pero también hace que se pueda sentir rígida por pasar tiempo sentadas, un esfuerzo excesivo, falta de actividad o una lesión. Los músculos rígidos, como un puño cerrado y apretado, impiden el fluir libre de la energía a través de las arterias y los tejidos conectivos.

CORAZÓN

Esta tensión física nos recuerda que las cosas de la vida a las que nos aferramos son también las que nos quitan la libertad.

Podemos atar nuestros pensamientos a puntos de vista rígidos. Podemos atrincherarnos en nuestro propio sentido de lo correcto y lo incorrecto. Podemos hacer surcos muy profundos con nuestros hábitos y creencias arraigadas.

Podemos quedarnos atrapados en la expectativa de cómo debería ser la vida, nosotros mismos o los demás. Cuando nos atamos o apegamos, ya no somos libres.

CUERPO

❧ Liberación profunda de caderas ☙

Esta práctica utiliza bloques y cinturones para modificar tu experiencia de la postura. Invita a las alumnas y alumnos a no usar accesorios. Cuando trabajamos con nuestras resistencias, aquello contra lo que luchamos permanece hasta ser escuchado o visto. Invítalos a moverse hacia las sensaciones difíciles y las resistencias mentales para ver si se suavizan o ceden.

VARIANTES DE LA MARIPOSA

Mariposa supina o sentada con los tobillos sobre bloques.

ORUGA

En esta variante, haz un lazo grande con un cinturón y pásalo por la planta de los pies y por detrás de la espalda media. Mantén las rodillas dobladas. Colócate un bloque encima de los muslos. Comienza a extender lentamente las piernas y flexiónate.

VARIANTE DEL DRAGÓN 1

En esta variante, coloca el pie delantero sobre el bloque. Las manos pueden ir a los lados o bien sobre la rodilla.

VARIANTE DEL DRAGÓN 2

En esta variante, apoya el muslo de atrás sobre un bloque. Las manos pueden ir a ambos lados del pie que está en el suelo o apoyadas sobre dos bloques.

VARIANTE DEL COLGADO

En esta variante, utiliza la pared como apoyo para la parte alta de la espalda. Si sientes que es demasiado intenso, gírate y coloca las caderas en la pared.

VARIANTE DE *BANANASANA*

Lleva las piernas hacia la esquina inferior derecha de la esterilla y el torso hacia la esquina superior derecha. El cinturón se pasa alrededor de los pies y se sostiene en las manos con el brazo izquierdo sobre la cabeza y el derecho extendido hacia la derecha como una cruz. También puedes colocar un *bolster* debajo de la pelvis.

SAVASANA

LIBERACIÓN PROFUNDA DE CADERAS

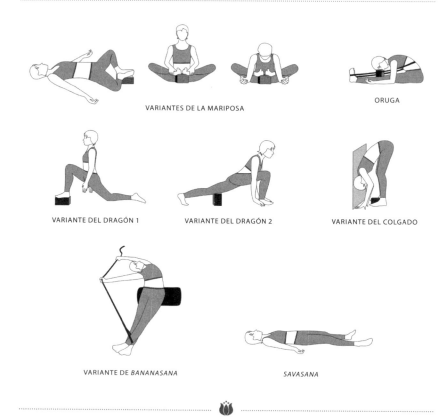

VARIANTES DE LA MARIPOSA

ORUGA

VARIANTE DEL DRAGÓN 1

VARIANTE DEL DRAGÓN 2

VARIANTE DEL COLGADO

VARIANTE DE *BANANASANA*

SAVASANA

Torsión: el regreso al centro

Tu mano se abre y se cierra, se abre y se cierra. Si estuviese siempre
cerrada en un puño, o siempre abierta, estarías paralizado. Tu presencia
más profunda está en cada pequeña contracción y expansión, ambas
bellamente equilibradas y coordinadas como las alas de los pájaros.

RUMI

MENTE

Las torsiones son las posturas más ecuánimes. Son las pacificadoras e igualadoras. Las torsiones son una bella metáfora para ayudarnos a encontrar equilibrio y comodidad en nuestras vidas. Nos enfrían y nos encienden al mismo tiempo, nos preparan o nos calman. Al volver a la posición neutra después de una torsión, se nos recuerda que para vivir una vida en equilibrio, necesitamos liberar después de sostener. Y que después de cada inhalación viene una exhalación.

Los beneficios físicos de las torsiones son numerosos:

★ Estimulan y tonifican los órganos internos, especialmente el riñón y el hígado.
★ Mantienen y alargan los tejidos suaves de la columna, además de fortalecerlos.
★ Estimulan moderadamente el sistema nervioso.

Pero lo más importante es que las torsiones nos recuerdan que debemos buscar el término medio y cultivar una vida sátvica: ni demasiado fuerte ni demasiado débil. En nuestra práctica de yoga, podemos hacerlo combinando el yin y el yang. También podemos intentarlo en nuestro día a día.

EL LENGUAJE DEL YIN YOGA

CORAZÓN

Hay una definición de ecuanimidad, *upeksha*, que significa 'estar en el centro'. Buda enseñó que continuamente se nos empuja en diferentes direcciones. Estamos condicionados a acercarnos a las cosas o personas que deseamos, y a alejarnos de aquellas a las que nos oponemos. Queremos lo que no tenemos y nos alejamos de lo que tenemos.

Es normal que nos encontremos con situaciones incómodas en nuestras posturas y en nuestras vidas. El objetivo es seguir volviendo al centro mientras la vida transcurre. La ecuanimidad es aceptación; es el arte de enfrentarse a la vida tal y como te sale al encuentro, con calma, sin dramas ni alborotos. Cuando nos situamos en el centro, abandonamos la batalla que libramos con nosotros mismos queriendo estar en otro lugar, en un lugar diferente del que realmente estamos.

CUERPO

❧ Torsiones yin ☙

Utiliza posturas neutralizantes entre las torsiones, como flexiones laterales y hacia delante. Recuerda a las alumnas y alumnos que encuentren la serenidad en las posturas, equilibren derecha e izquierda y dirijan su atención a la línea central del cuerpo.

- ★ Torsión sentada.
- ★ Postura del Niño en torsión.
- ★ Raíces Torcidas.
- ★ Limpiaparabrisas supino.
- ★ Ciervo.
- ★ Mesa en torsión.
- ★ Cisne Dormido en torsión.
- ★ Dragón en torsión.

TORSIONES YIN

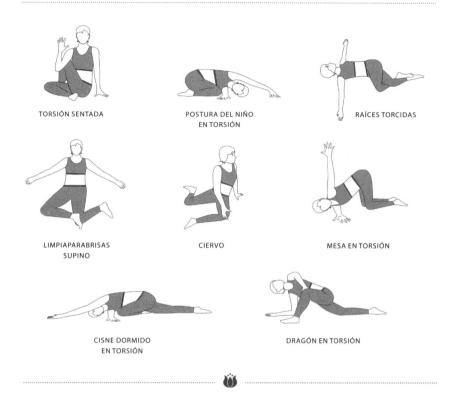

TORSIÓN SENTADA

POSTURA DEL NIÑO
EN TORSIÓN

RAÍCES TORCIDAS

LIMPIAPARABRISAS
SUPINO

CIERVO

MESA EN TORSIÓN

CISNE DORMIDO
EN TORSIÓN

DRAGÓN EN TORSIÓN

Posturas invertidas: la no acción

Cuando renunciamos a intentar arreglar el
mundo, el mundo se arregla a sí mismo.

MENTE

Las posturas invertidas son acciones dentro de no acciones y, aun así, logran grandes cosas.

Cuando te inviertes, rindes homenaje a la noción de no hacer, tal y como se expresa en el Tao. Siguiendo el camino ordenado de la naturaleza y sin forzar, todo se puede conseguir.

CORAZÓN

En el taoísmo, esto se expresa como *wu wei*, no hacer o no acción. El agua lo expresa elocuentemente en la naturaleza. Cuando en su fluir se encuentra con una roca, fluye a su alrededor. Cuando echas agua en un recipiente, toma la forma de ese recipiente. El agua no se resiste, pero con el tiempo gana fuerza y puede transformar. Cuando buscamos el camino de la menor resistencia, dejando de lado nuestras luchas y esfuerzos, la naturaleza nos guía en la dirección correcta. Al igual que ocurre con el agua y la roca, la roca (tus obstáculos) cambiará y se suavizará con el tiempo.

CUERPO

Beneficios de las invertidas:

★ Las posturas invertidas suaves provocan una respuesta de relajación, por lo que son reparadoras y calmantes.

★ Algunas posturas invertidas de estilo yin, como las Piernas elevadas en la pared, o el uso de un accesorio para apoyar la cabeza pueden considerarse más «refrescantes» para el cuerpo y la mente. Si nos vemos abocados a trabajar en exceso y a pensar demasiado, o tenemos una vida estresante y ajetreada, las invertidas actuarán como un antídoto o tónico para esa «prisa» que nos impulsa.

★ Cuando el cuerpo está invertido, la gravedad ayuda a la exhalación y facilita el vaciado completo de los pulmones. Aquí se nos recuerda que debemos exhalar después de cada inhalación y que, tras cada recibir, debe haber un dejar ir.

★ Las extensiones sobre un *bolster* vivifican y calman, además de abrir la línea anterior del cuerpo y relajar y aflojar los músculos del pecho, el abdomen y la pelvis.

★ Si vivimos en un estado de sobrecarga continuo, las posturas invertidas sobre un *bolster* son un recordatorio metafórico de que aprendamos a rendirnos y también a aceptar el apoyo.

★ En el Colgado o en las Piernas elevadas en la pared, estamos pidiendo a una parte del cuerpo que «drene». Al vaciarnos así, creamos un espacio para nutrirnos y reponernos.

★ Volvernos del revés es una metáfora de ver nuestra vida, nuestras opiniones y nuestras historias desde una perspectiva diferente.

★ Cuando la cabeza se sitúa por debajo del corazón, estamos pidiendo a la mente que se incline en deferencia ante él. Con dicho recordatorio físico, llegamos a una comprensión amable de que quizá el corazón sepa más.

★ En *hatha* yoga se cree que el fluido vital o néctar conocido como *amrita* se almacena en la base del cerebro y que sostiene y alimenta nuestra fuerza vital o prana. Se dice que las posturas en las que la cabeza está por debajo del corazón, o aquellas en las que hay un cierre en la barbilla, evitan que el líquido se drene y, por lo tanto, aumentan nuestra vida y vitalidad.

❧ Posturas invertidas yin ❧

★ Piernas elevadas en la pared.
★ Postura del Niño.
★ Caracol.
★ Oruga.
★ Pez con apoyo.
★ Puente con apoyo.
★ Libélula de pie.

POSTURAS INVERTIDAS YIN

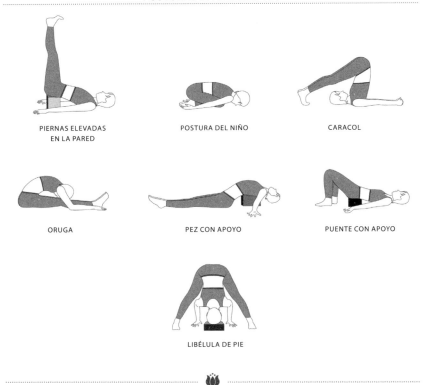

PIERNAS ELEVADAS
EN LA PARED

POSTURA DEL NIÑO

CARACOL

ORUGA

PEZ CON APOYO

PUENTE CON APOYO

LIBÉLULA DE PIE

Las siguientes posturas se pueden hacer en la pared para que sean más suaves.

PIERNAS ELEVADAS EN LA PARED

Utiliza un bloque o un *bolster* para que la pelvis esté un poco más elevada que el corazón.

LIBÉLULA

Mantén el *bolster* o bloque debajo del sacro y separa las piernas.

ESTRIBO

Dobla ambas rodillas y coloca los pies en la pared.

ENHEBRAR LA AGUJA SUPINA

Dobla la rodilla derecha y coloca el tobillo derecho sobre el muslo izquierdo. Presiona el pie izquierdo contra la pared.

MARIPOSA

Acerca las plantas de los pies y deja que las rodillas caigan hacia la derecha y la izquierda.

Costados del cuerpo: yin y yang

Si hay luz, hay tinieblas; si frío, calor; si altura, profundidad; si sólido, fluido; si duro, blando; si áspero, suave; si calma, tempestad; si prosperidad, adversidad; si vida, muerte.

PITÁGORAS

MENTE

Las posturas para los costados nos permiten estirar y recordar estos contenedores de nuestro torso. Como gran parte de nuestra vida transcurre en el plano de avance, cualquier atención a los laterales del cuerpo puede suponer un alivio y una liberación. Los lados derecho (yang) e izquierdo (yin) del cuerpo trabajan en armonía para apoyarnos. Como la noche y el día, el sol y la luna, la luz y la oscuridad, el verano y el invierno, los opuestos se equilibran con sus cualidades duales. Uno no existiría sin el otro.

CORAZÓN

Ida - yin

Ella es pasiva.

Ella es oscura.

Ella es terrenal.

Ella es agua.

Ella es suavidad.

Ella es noche.

Ella es intuitiva, nutricia y sensible.

Píngala - yang

Él es activo.

Él es positivo.

Él es luminosidad.

Él es calor.

Él es día.

Él es inquieto.

Él produce.

Él es racional, extrovertido y lógico.

CUERPO

⤳ Yin para los costados del cuerpo ⤶

Haz primero todas las posturas del lado derecho (yang) y después todas las del lado izquierdo (yin) o viceversa. Termina con una postura neutra equilibrada.

- ★ Estiramientos de cuello.
- ★ Medio Lazo lateral.
- ★ Lazo lateral.
- ★ Media Mariposa lateral.
- ★ Postura del Niño lateral.
- ★ Raíces Torcidas.
- ★ Libélula lateral.
- ★ Buda reclinado.
- ★ *Bananasana.*
- ★ *Savasana.*
- ★ Respiración por una sola fosa nasal.

YIN PARA LOS COSTADOS DEL CUERPO

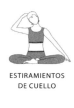

ESTIRAMIENTOS
DE CUELLO

MEDIO LAZO LATERAL

LAZO LATERAL

MEDIA MARIPOSA
LATERAL

POSTURA DEL
NIÑO LATERAL

RAÍCES TORCIDAS

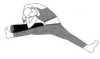

LIBÉLULA LATERAL

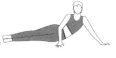

BUDA RECLINADO

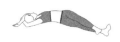

BANANASANA

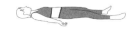

SAVASANA

RESPIRACIÓN POR UNA
SOLA FOSA NASAL

Paso cuatro: respirar

Porque el aliento es vida, y si respiras bien, vivirás mucho tiempo en la tierra.

Proverbio sánscrito

MENTE

Pranayama

Pra: hacer surgir │ *An*: respirar │ *Ayama*: estirar, expandir

Pranayama es controlar o mover la respiración.

La respiración y la mente son los dos lados de una misma moneda. Como un dúo de peces que nadan a la par, a donde uno va, el otro lo sigue. La respiración y la mente se unen y entran la una en la otra. Estos vientos de energía o *vayus* pueden sentirse en dos direcciones. *Prana* se mueve hacia dentro y hacia arriba y es expansivo, mientras que *apana* se mueve hacia abajo y hacia fuera a través del cuerpo. Para experimentar estas fluencias, inhala lentamente como si estuvieras atrayendo la energía de la tierra hacia tu centro y arriba hacia tu cerebro; siente cómo surge la expansión. Al exhalar, rinde homenaje al poder del cielo llevando la energía hacia abajo de la columna hasta el coxis y hacia fuera.

CORAZÓN

Si observamos el estado de la respiración, podemos llegar a conocer el estado de la mente. Cuando cambiamos la respiración, cambiamos quiénes somos y todo se transforma.

Por término medio, a dieciséis respiraciones por minuto, realizaremos veintitrés mil ciclos de respiración al día.

Los antiguos yoguis creían que contábamos con un número determinado de respiraciones en la vida. Entonces, ¿para qué desperdiciar ni una más? Entramos en esta vida al inhalar y salimos al exhalar. Haz que cada respiración cuente.

CUERPO

El yin es una práctica de deshacer para permitir que la respiración ceda a medida que practicas y entras en una mayor relajación.

En yin, no hay ejercicios de respiración particulares que debas hacer ni un estilo de respiración que debas utilizar durante las posturas.

Sin embargo, una técnica de respiración aportará más valor a las temáticas.

CUATRO CUALIDADES DE LA RESPIRACIÓN

★ Ubicación: ¿por dónde entra la respiración en el cuerpo?
★ Tiempo: ¿cuánto dura la respiración?
★ Textura: ¿la respiración es profunda o superficial, áspera o suave?
★ Intensidad: ¿a qué profundidad respiramos?

TRES FASES DE LA RESPIRACIÓN

La inhalación: *puraka* | La exhalación: *rechaka* | La retención: *kumbhaka*

Respiración experimental: toma de conciencia

Túmbate en posición supina con las rodillas dobladas. Comienza respirando de forma natural y observando tu respiración sin cambiar el patrón. Fíjate en cómo te sientes a nivel físico, mental y emocional.

¿Percibes alguna señal de tensión?

¿Cómo de profunda es la respiración?

¿Por dónde entra la respiración en tu cuerpo?

Quédate ahí y relájate.

Relaja la parte alta del pecho, los hombros y los músculos del cuello. Intenta no tensar el abdomen mientras se eleva y desciende. Tu respiración debería estar libre de esfuerzo y de lucha.

Nota si terminas completamente la exhalación antes de tomar la siguiente inhalación.

Intenta mantener la respiración suave. Imagínate que tienes la llama de una vela delante de la nariz y que no quieres alterarla.

Lleva la atención a las cuatro fases de la respiración: la inhalación, la pausa entre la inhalación y la exhalación, la exhalación y la pausa antes de volverte a llenar de aire. ¿Puedes estar presente en cada fase? ¿Puedes dejar que la inhalación se inicie por sí sola?

Permite que la respiración se eleve y caiga desde tu interior.

Continúa por tu cuenta un minuto más.

¿Cómo te sientes mental y físicamente?

Dirga pranayama: respiración abdominal en tres partes

Dirga: lleno, completo

Túmbate cómodamente. Puedes colocar una mano en el abdomen y la otra en el pecho. Inhala relajada y suavemente y abre la boca para exhalar con un suspiro.

Al inhalar un tercio, siente cómo la parte inferior del abdomen se expande debajo de tu mano.

Al inhalar hasta los dos tercios, siente que las costillas se expanden lateralmente como una cesta que se llena.

Ahora llena hasta arriba, justo debajo de la garganta, y siente cómo se ensanchan y separan las clavículas. La respiración es estable y continua.

Ahora invierte el proceso.

La exhalación comienza en la parte baja de la garganta, pasa a la parte baja del pecho y termina en la parte baja del abdomen. Continúa de esta forma sintiendo cada ola de respiración moverse a través de ti.

Ujjayi pranayama: respiración victoriosa

La respiración *Ujjayi* calienta y refresca a la vez, además de ser también muy calmante. A medida que los alumnos escuchan el murmullo en la parte posterior de la garganta, la mente comienza a asentarse. El sonido actúa como un ancla que mantiene la mente enfocada. La ausencia de sonido en las pausas les ayuda a sintonizar con la respiración de forma más precisa.

Siéntate cómodamente y lleva la mano a la boca con la palma hacia dentro. Inhala profundamente y al exhalar, abre la boca y respira sobre la palma de la mano como si trataras de empañar un espejo. Ese sonido susurrante que se hace al estrechar la garganta es *Ujjayi*.

Cierra la boca y confía en el sonido. Pon toda tu atención en el sonido de la inhalación y la exhalación. Verás que suena como la respiración cuando se bucea en aguas profundas.

Sigue inhalando y exhalando por la parte posterior de la garganta como si respiraras por una pajita o por un agujero en la base del cuello.

Si sientes que surge una tensión excesiva en la garganta o los hombros, detente, pausa y continúa cuando te sientas preparada(o).

Alargar la exhalación: flujo parasimpático

Inhala y exhala normalmente.
Inhala contando hasta cuatro.
Exhala contando hasta cuatro.
Inhala contando hasta cuatro.
Exhala contando hasta cinco.
Inhala contando hasta cuatro.
Exhala contando hasta seis.
Inhala contando hasta cuatro.
Exhala contando hasta siete.
Inhala contando hasta cuatro.
Exhala contando hasta ocho.

Si sientes tensión o contracción, abandona la técnica o ajusta las proporciones para adaptarlas a tu propia respiración.

Viloma: exhalación en tres partes

Inhala, y Dios se acerca a ti. Mantén la inhalación,
y Dios permanece contigo.
Exhala, y te acercas a Dios. Mantén la exhalación, y ríndete a Dios.

KRISHNAMACHARYA

Vi: en contra de | *Loma*: cabello

Viloma significa 'respirar en contra del fluir natural'. Se trata de una técnica de respiración interrumpida en la que se hace una breve pausa, que puede realizarse al inhalar o al exhalar.

Siéntate cómodamente. Toma una inhalación profunda y suspira exhalando. Comienza inhalando relajadamente para llenar los pulmones. Disfruta de una pequeña pausa en la cima de la respiración. Al exhalar, deja salir suavemente la respiración en tres partes: garganta, pecho y abdomen.

Inhala hasta el final, mantén antes de exhalar...
Exhala un tercio, haz una pausa...
Exhala dos tercios, haz una pausa...
Exhala completamente.
Permanece aquí y ríndete al sentimiento interior.

Bhramari: respiración para mentes ocupadas

Bhramari deriva del sánscrito *bhramar*, que significa 'abeja negra zumbadora'.

El aliento de la abeja, o *Bhramari*, es una hermosa respiración para experimentar *pratyahara* con poderosos efectos sanadores sobre el sistema nervioso autónomo. Siempre que alargamos la exhalación con respecto a la inhalación, activamos el sistema nervioso parasimpático, que es el lado de descanso y digestión del sistema nervioso. Al escuchar el zumbido que se crea, los sentidos se calman y concentran y se repliegan más hacia el interior. Esta respiración es ideal para cuando se siente ansiedad, pues el sonido ahoga el parloteo mental.

Siéntate cómodamente, relaja la mandíbula y pon la lengua detrás de los dientes superiores. Coloca las yemas de los dedos índices en los oídos. Toma una inhalación profunda y deja caer un poco la barbilla. Al exhalar, haz un suave zumbido en la parte posterior de la garganta y escucha el sonido que produces. Cuando acabes, tómate el tiempo de sentir los efectos del ejercicio.

4-7-8: calmar el sistema nervioso

El miedo es excitación sin respiración.

Fritz Perls

La técnica de respiración 4-7-8 es muy calmante para el sistema nervioso, si bien es posible que las alumnas y alumnos necesiten ajustar la proporción. Aquí se busca que la exhalación sea aproximadamente el doble de larga que la inhalación.

Inhala profundamente hasta llenar los pulmones y luego vacíalos lentamente y por completo.

El ritmo de la respiración es 4-7-8. Pero si sientes la proporción forzada, puedes probar con 3-5-6.

Inhala contando hasta cuatro.

Retén a pulmón lleno contando hasta siete.

Exhala largo contando hasta ocho.

Inhala y exhala relajadamente antes de la siguiente ronda.

Esto es una vuelta.

Repite hasta diez veces.

Nadi shodhana: respiración por una sola fosa nasal

«Kabir, ¿dónde está Dios?».
«Dios está en la respiración dentro de la respiración».

Kabir

Nadi shodhana también se conoce como respiración por fosas nasales alternas o respiración por una sola fosa nasal. Este *pranayama* purifica los canales sutiles o *nadis* del lado izquierdo y derecho, *Ida* y *Píngala*, la energía femenina y masculina, el yin y el yang. Se trata de una respiración ideal para prepararse para la meditación, ya que reduce el ritmo cardíaco y ayuda a liberar el estrés y la fatiga.

Fosa nasal derecha: yang, solar, *Píngala*, *ha*, aspectos masculinos.
Fosa nasal izquierda: yin, lunar, *Ida*, *tha*, aspectos femeninos.

Siéntate en una postura cómoda. Inhala lentamente por ambas fosas nasales y exhala larga y lentamente también por la nariz. Tapa la fosa nasal izquierda con el dedo corazón o anular de la mano derecha e inhala larga y lentamente por la fosa nasal derecha. Exhala por la fosa nasal derecha, inhala por la fosa nasal derecha, tapa la fosa nasal derecha con el pulgar, exhala por la fosa nasal izquierda.

Imagina que tu respiración está alimentando tu espíritu y tu alma.

Inhala por la fosa nasal izquierda.

Siente cómo una corriente de luz de luna entra en tu cuerpo.

Exhala por la fosa nasal derecha.

Siente la calidez del canal solar.

Inhala por la fosa nasal derecha.

Exhala por la fosa nasal izquierda.

Repite diez rondas completas, inhalando y exhalando a tu propio ritmo por fosas nasales alterna.

Chandra bhedana: el aliento que atraviesa la luna

Chandra: luna | *Bhedana*: atravesando, haciendo que fluya

Esta técnica te calma mientras respiras a través del canal lunar y te lleva a un estado de relajación y receptividad.

Siéntate cómodamente, sintiéndote abierta(o), alerta y preparada(o) para recibir.

Toma una inhalación profunda por ambas fosas nasales y exhala.

Tapa la fosa nasal derecha con el dedo índice o el pulgar derecho presionando suavemente sobre su parte blanda.

Inhala por la fosa nasal izquierda. Exhala por la fosa nasal izquierda.

Imagina que llevas la respiración en un largo hilo hasta el punto central entre los ojos. Cuando eliges dirigir la respiración, también eliges dónde expandirla.

Repite diez veces, inhalando y exhalando por la fosa nasal izquierda.

Surya bhedana: el aliento que atraviesa el sol

Surya: sol | *Bhedana*: atravesando, haciendo que fluya

Esta respiración sirve para vigorizar y dar vida y calidez al cuerpo y a la mente mientras respiras por el canal solar.

Siéntate cómodamente, siéntete abierta(o), alerta y preparada(o) para recibir.

Toma una inhalación profunda por ambas fosas nasales y exhala.

Tapa la fosa nasal izquierda con el dedo índice o el pulgar izquierdo presionando suavemente sobre su parte blanda.

Inhala por la fosa nasal derecha.

Exhala por la fosa nasal derecha.

Imagínate que hueles una flor con un agradable perfume.

Repite diez veces, inhalando y exhalando por la fosa nasal derecha.

Respiración cuadrada: los cuatro lados de la respiración

La inhalación, la exhalación y los espacios entre ambas tienen la misma duración en esta respiración. Se trata de un *pranayama* excelente para equilibrar la energía, calmar la mente y desconectar tras un día ajetreado.

Toma asiento.

Inhala y exhala plenamente. Asegúrate de llevar la respiración hasta la cima de la inhalación y hasta el fondo de la exhalación.

Empezamos.

Inhala contando hasta cuatro.

Retén contando hasta cuatro.

Exhala contando hasta cuatro.

Retén contando hasta cuatro.

Repite este ciclo a tu propio ritmo. Siéntete libre de ajustar el tiempo siempre que la inhalación, la exhalación y las pausas tengan la misma duración.

Samasthiti: respiración igualada

Sama: igual, nivelado o equilibrado | *Sthiti*: estar de pie

Samasthiti es una respiración de proporciones iguales. Respira con tranquilidad.

Inhala normalmente, luego suelta la respiración.

Ahora, mientras inhalas y exhalas, iguala la duración de cada fase de la respiración. Inhala contando uno, dos, tres, cuatro.

Exhala contando uno, dos, tres, cuatro.

Repite de cinco a diez ciclos, ajustando la duración de la inhalación y la exhalación según lo necesite tu respiración.

Sitali: respiración refrescante

Sitali: refrescante, calmante

Haz un ciclo completo de inhalación y exhalación.

Frunce los labios como si fueras a silbar. Aspira lentamente el aire por el pequeño orificio de la boca y «bébelo» hasta el fondo de la garganta. Exhala por las fosas nasales.

Haz inhalaciones largas y lentas a través de los labios fruncidos, haz exhalaciones largas y lentas a través de la nariz.

¿Sientes cómo absorbes el calor del exterior y cómo se refresca al entrar en tu cuerpo?

Respiración del bebé: expandirse y remitir con la corriente respiratoria

Nacer a esta existencia es recibir la bendición de la animación del aliento.

Túmbate sobre la espalda e imagina que respiras como un bebé. El abdomen se eleva y desciende. La expansión y contracción del diafragma lleva el pulso de la vida a cada célula.

Observa los extremos de la respiración y la cresta de la inhalación...

Siente cómo se liberan los músculos de la garganta...

Inhala como si estuvieras vertiendo aceite de oliva con un largo y constante goteo en tu cuerpo...

A medida que la respiración entra, tu abdomen se eleva...

Sigue la fuente de tu inspiración...

Deja que cada respiración traiga una ola de liberación...

Practica de respiración en respiración.

Deja que estas sean tan delicadas y hermosas como las alas de una mariposa.

Inhalar para la paz: respiración liberadora

Inhala para la paz... Exhala para soltar tensión.

Inhala para el bienestar... Exhala para liberar cualquier tensión o resistencia en tu cuerpo.

Inhala para la ecuanimidad... Exhala desde el centro de tu ser.

Inhala para la paciencia... Exhala sin prisa, tomándote tu tiempo.

Inhala y permanece en la transición... Exhala para poder empezar de nuevo.

PASO CINCO: INTERIORIZAR

Al igual que una tortuga retrae sus extremidades, cuando alguien
retira sus sentidos de los objetos sensoriales, su sabiduría se vuelve firme.

BHAGAVAD GITA

Pratyahara

Prati: lejos o en contra de | *Ahara*: las cosas que llevamos dentro

Pratyahara es la retirada de los sentidos y es el quinto miembro de los ocho pasos del yoga tal y como los estableció Patanjali.

MENTE

Pratyahara se define, a grandes rasgos, como la retirada de los sentidos mediante la práctica y la concentración. A medida que afinamos nuestra atención, nuestros sentidos se vuelven de forma natural hacia el interior. Cuando la mente se enfoca atentamente, *pratyahara* se convierte en un estado natural. Cuando estamos absortos en algo, los sentidos nos acompañan.

CORAZÓN

Si la vida se rige únicamente por los sentidos, nos convertimos en sus prisioneros. *Pratyahara* no significa escapar del mundo bloqueando o adormeciendo nuestras experiencias ni huyendo de ellas. Este paso nos dice que debemos participar plenamente en la vida sin dejarnos llevar inconscientemente por las imágenes, los sonidos, los olores, los sabores y otros deseos sensoriales.

Es menos probable que reaccionemos visceralmente ante los vaivenes de la vida si cultivamos nuestro mundo interior. Cuando llegamos a este punto, podemos responder adecuadamente, con sabiduría. Y cuando nos nutrimos interiormente tan a fondo, ya no necesitamos buscar nutrición en el exterior.

CUERPO

☙ Meditación *pratyahara* ❧

Aprende a estar en silencio, permite que la mente se acalle, escuche, absorba.

PITÁGORAS

Túmbate y escucha los sonidos que te rodean... Percibe la sensación de la ropa en contacto con el cuerpo... Permanece aquí un rato...

Acoge los olores en las fosas nasales y los sabores en la boca... Percibe los colores cambiantes.

Ahora empieza a dejar ir lentamente los sentidos uno por uno..., el gusto y el tacto..., el olfato..., la vista y el oído empiezan a desvanecerse mientras te repliegas sobre ti misma, sobre ti mismo.

Nota la forma en que los sentidos empiezan a dar paso a sensaciones internas más sutiles, como si estuvieras iluminando con el foco de la concentración las aguas oscuras de tu cuerpo o la cueva de tu corazón.

Pasos seis, siete y ocho:
ENFOCARSE PARA MEDITAR

Todo el mundo debería meditar veinte minutos al día,
a no ser que se esté muy ocupado.
Entonces se debería meditar durante una hora.

Cita del budismo zen

MENTE

Las tres últimas ramas en la senda de los ocho pasos tienen que ver con el control de la mente. Aquí se agrupan porque, colectivamente, son estados progresivos de concentración: *dharana* es enfocar la atención y la concentración, *dyhana* es meditar y mantener la atención y *samadhi* se refiere a la iluminación.

Tanto el taoísmo como el budismo creen que dentro de cada persona hay una perla preciosa, y que en esta pequeña gema se refleja todo el universo. Mediante las prácticas de concentración que conducen a la meditación, podemos acercarnos a esta parte nuestra que está en paz, contenta y ecuánime.

Meditar sobre la inhalación y la exhalación es el primer objeto de meditación, tal y como lo estableció Buda, quien se sentó bajo el árbol de Bodhi y juró no moverse hasta alcanzar la iluminación. Allí adoptó *anapanasati* y se centró en la respiración. Cuando nos concentramos en la respiración, atraemos toda nuestra energía dispersa hacia un punto focal y nos preparamos para el siguiente nivel de meditación, conocido como *vipassana*.

CORAZÓN

Cada día tenemos unos sesenta mil pensamientos, y se dice que cincuenta y nueve mil de ellos son los mismos que tuvimos ayer.

La mente es tan poderosa que puede crear pensamientos (*vrittis*) que se disuelven en un instante o remolinos y fluctuaciones que abren surcos más profundos en nuestra psique.

Todos nuestros pensamientos, ya sean buenos o malos, están hechos del mismo material. Somos un océano de energía y pensamientos. La gente sufre porque cree en las mismas ideas (recicladas). Cuando la mente está clara, la vida es sencilla y fluye libremente.

CUERPO

> *1.2 yogas–citta–vrtti–nirodhah*
> —*yoga es el cese de las fluctuaciones de la mente.*
> Patanjali

ꙮ Práctica de *dhyana* ꙮ

Comprueba que tienes suficientes accesorios para apoyar a los alumnos durante la meditación final, que puede durar de cinco a veinte minutos. Ofrece diversas posturas en las que meditar.

★ *Seiza*: postura de meditación japonesa, sentada sobre las pantorrillas.
★ *Sukhasana*: postura Fácil con las piernas cruzadas.
★ *Siddhasana*: postura del Sastre, con los talones cerca de las ingles.

Es posible que algunas personas quieran sentarse con la espalda apoyada en la pared o sobre una manta doblada o un bloque. Para poder mantener la curvatura lumbar, ayuda que las caderas estén más altas que las rodillas.

Guía a las alumnas y alumnos a través de una serie de posturas para que puedan sentarse más fácilmente en meditación sin crear tensión en la columna o encorvarla.

Recuérdales que cada postura puede ser una minimeditación.

Para restablecer la curvatura de la parte baja de la espalda:
• Foca o Esfinge.
• Sillín.

Para abrir las caderas y sentarse mejor:
• Cisne.
• Lazo.
• Cuadrado.

Para alargar la columna:
• Colgado.

Recordatorios para los alumnos:
★ El acto de meditar es más poderoso que los pensamientos que surgen.
★ La intención de sentarse es más potente que los resultados.
★ El objetivo de la meditación no es perfeccionarte.
★ La meditación es una herramienta, no un objetivo, y no es el destino final. La prueba de fuego consiste en aprender a vivir bien la vida y ser capaz de adaptarse, cambiar y crecer.

El acto de meditar es como alimentar a un pájaro y requiere tres cualidades:
quietud, paciencia y presencia.
Quietud porque el pájaro necesita primero llegar a confiar en ti.
Paciencia mientras esperas a que venga y aterrice.
Presencia para no perderse el momento.

NICO LUCE

Meditación *mindfulness*: abandonar el control

La meditación *mindfulness* o de atención plena es una práctica de no-control. Ya controlamos muchas cosas en nuestra vida, pero aquí lo que hacemos es comprobar si podemos dejar que la respiración se dé y si podemos observarla sin tratar de arreglarla o interferir. La atención plena es una actitud que adoptamos cuando dejamos de lado la motivación que nos lleva a controlar el momento presente.

Siéntate cómodamente. Siente los isquiones sobre la tierra con el mismo peso sobre el izquierdo y el derecho. Permite que las caderas se vuelvan pesadas y crece desde la base de la columna hacia la coronilla. Libera los hombros levantándolos a medio camino hacia arriba, a medio camino hacia atrás y luego llevándolos hacia abajo.

Lleva los lados del cuello hacia atrás.

Cierra los ojos.

Siéntete alerta pero cómoda(o).

Empieza a prestar atención a las exhalaciones. ¿Son largas o cortas? ¿Calmas o irregulares? ¿Salen de tu cuerpo de forma precipitada o no acabas de llegar al fondo de ellas? ¿Por dónde abandona la respiración tu cuerpo?

Recuerda que no estás tratando de controlar o arreglar la exhalación, solo de observarla. Continúa prestando atención a la exhalación.

Ahora comienza a prestar atención a los espacios entre las respiraciones. ¿Son vacuos o cortos? ¿Te apresuras a inhalar? ¿Parecen inexistentes o se extienden en el tiempo?

Simplemente mantén la atención en los espacios entre las respiraciones.

Ahora pasa tu atención a las inhalaciones. ¿Por dónde entran en tu cuerpo: por la punta de las fosas nasales o por la parte superior del labio? ¿Son cálidas o frías? ¿Las estás buscando intencionadamente o aparecen de la nada?

Solo observa; no hace falta que cambies nada.

La respiración se moverá por sí misma cuanto menos interfieras y si dejas de intentar cambiar su fluir natural.

Observa ahora las cuatro partes de la respiración: la inhalación, el espacio antes de la exhalación, la exhalación y la dulce pausa antes de·volver a inhalar.

La mente y el cuerpo se equilibrarán de forma natural a medida que permites que el proceso se desarrolle sin interferir.

Meditación para la mente: observar las fluctuaciones

Siéntate cómodamente respetando las curvaturas de la columna vertebral y alinea la cabeza y las orejas sobre los hombros, como si fueran las clavijas para afinar un largo instrumento de cuerda…

Inhala profundamente para dar la bienvenida a todas tus facetas tal como eres; exhala largamente para disolverte y liberarte.

Permite que el planteamiento sea sencillo.

Olvídate de cualquier idea preconcebida de cómo debería ser, de la necesidad de controlar la experiencia.

La voz interior puede comentar, juzgar, comparar o quejarse. Puede revivir el pasado y especular sobre el futuro. Acógelo todo. Suspende tu tendencia a editar o censurar lo que surge; acepta lo que encuentras y di sí a esta experiencia. Deja de lado lo que crees que debería suceder y acepta lo que realmente está sucediendo.

Quédate sin juzgar.

Quédate sin intentar controlar.

Quédate y estate dispuesta(o) a sentir en los lugares que se han vaciado.

Si la mente divaga, no pasa nada. Pero vuelve a estar presente, a lo que se te está mostrando.

Cuando estés lista(o), parpadea suavemente hasta abrir los ojos y prepárate para salir a tu mundo.

Meditación para el corazón: *hridaya*, el corazón espiritual

Pon tu atención en tu cuerpo inmóvil...

Recoge tu conciencia detrás de tu respiración...

Sube el volumen de la receptividad, la apertura y la aceptación...

Siente una profunda sensación de liberación, plenitud y paz...

Entra en tu espacio energético y físico del corazón en el pecho...

Ahora mueve tu atención un poco a la derecha del esternón. Aquí reside *hridaya*, el corazón espiritual.

Desde la cueva del corazón, ¿qué cualidad te gustaría encarnar en tu práctica? ¿Y en tu vida? Escucha mientras el corazón habla. Tal vez te hable de amabilidad, compasión o voluntad de amar más abierta y plenamente.

A medida que encarnas esta cualidad, deja que sature tu ser...

Estate presente ante ti y para ti, tal y como eres...

Date las gracias por venir aquí hoy.

Meditación para el cuerpo: el testigo es quien observa

Observa tu cuerpo desde fuera hacia dentro sin juzgarlo, como si estuvieras mirando una fotografía de alguien a quien amas.

Siente la parte anterior del cuerpo ligera y espaciosa, y la posterior, amplia.

Nota cómo se extiende desde dentro hacia fuera, como la miel que se derrite.

La cara está distendida (el corazón abierto), la mente como el cielo azul claro.

Observa cómo el abdomen y la pelvis se hunden en el suelo y cómo las piernas se convierten en canoas con estabilizadores, pesadas y afianzadas.

Desde los pies hasta la cabeza, desde el interior hasta el exterior, no hay tensión en la piel y se estira suavemente sobre los huesos.

Ve tu cara, la ropa sobre la piel. Siente la piel sobre los huesos.

Yendo aún más profundo, observa los órganos, la sangre y los suaves movimientos internos de la energía hasta el nivel celular...

Ten la sensación de que todo tu cuerpo está sentado en quietud y cómodo, listo para recibir el regalo del yoga.

Meditación *Tonglen*: dar y recibir

Esta meditación consiste en absorber el dolor y el sufrimiento de las personas o situaciones de nuestra vida para después enviarles buenos deseos de sanación, salud y energía. Con ello nos alejamos de evitar las dificultades para pasar a absorberlas. Mediante la práctica de *Tonglen*, aprendemos compasión y empatía al inhalar, pues tratamos de asumir las heridas de los demás, así como generosidad de espíritu al exhalar y enviar energía positiva al mundo.

Siéntate en silencio un momento y permanece en apertura y quietud. Haz unas cuantas inhalaciones y exhalaciones.

Ahora piensa en una persona que no sea fácil. Tal vez sea alguien a quien conozcas, alguien con quien te cruzas por la calle o alguien en un hospital que nunca has conocido. Si lo prefieres, puedes llevar tu atención hacia un animal o el medioambiente.

Al inhalar, visualiza que atraes la energía negativa de su dolor o dificultad hacia tu interior.

Al exhalar, imagina que envías calidez, luz y positividad a tu destinataria.

Haz unas cuantas vueltas.

Luego quédate sentada(o) unos momentos para sentir los efectos de tu práctica.

Meditación para la luz: yugo

Esta meditación conecta a las personas y les recuerda cómo se mueve, cambia y transforma nuestra energía. En ella sentirás una luz brillante que se desplaza por todas las «habitaciones» de tu cuerpo, hacia el exterior de tu piel, hacia la gente que te rodea, hacia los árboles y los cursos de agua y, finalmente, hacia todo el medioambiente.

Siéntate cómodamente de forma que notes la columna presente y erguida. Siente la suave curvatura de la parte baja de la espalda, que coincide con la de la base del cráneo. Relaja los hombros y suelta cualquier sensación de tener que hacer nada ahora mismo. Siente la ropa en contacto con la piel, el cuerpo sentado en la habitación.

Visualiza una luz de color que empieza a formarse en tu abdomen: puede ser dorada o azul, clara u oscura. La palabra sánscrita para designar al sol es *Jyoti*. Siente la luz del sol o *Jyoti* desde el interior.

Comienza a imaginar que la luz se mueve a través de tu cuerpo.

Hacia el pecho y el corazón, hacia abajo por los brazos y los dedos.

La luz desciende ahora hacia las extremidades inferiores, hasta los pies y los dedos de los pies, para colmarte de calidez.

Observa cómo la luz entra en tu mente y llena tu cabeza de rayos solares.

Deja que la luz se irradie hacia fuera de tu cuerpo, hacia la habitación y la persona sentada a tu lado, hacia las personas que están delante y detrás de ti, a los lados.

Mientras sigues en posición sedente, la luz empieza a llenar la sala y a conectar todos los cuerpos que han venido a practicar hoy.

Mira cómo la luz se tamiza y se filtra fuera de la habitación, hacia el viento y los árboles, hacia los cursos de agua y las montañas, hasta llenar todo el planeta.

Esta luz no es selectiva, se mueve a través del mundo tocando y colmando a cada ser sintiente hasta que el universo es una luz brillante y tú eres parte de ella y ella es parte de ti.

Quédate aquí unos momentos más en la cálida presencia de esta conexión.

Meditación de la montaña: enraizarse

Esta meditación es buena para enraizarse, iluminar la fuerza y la determinación internas y devolvernos a nuestro centro.

Siéntate orgullosamente, con la columna erguida. Observa la respiración sin interferir.

Imagina tu montaña preferida. Visualiza su forma. ¿Es alta o tiene una pendiente pronunciada? ¿Sus raíces se expanden a lo ancho? ¿Es enorme y sólida?

Siéntate y respira con esta imagen como si estuvieras inhalando la montaña hacia tu ser y haciéndola parte de ti. Siente la majestuosidad de la montaña en tu interior...

Sigue visualizando la montaña interior como si tu cabeza fuera la cima y tu cuerpo la profundidad y la anchura de la montaña... Tus piernas son las raíces que se hunden en el suelo...

Al sentir el cuerpo de la montaña dentro del tuyo, percibe como si te elevara y te colmara desde dentro hacia fuera...

Ve el sol salir y ponerse, las estrellas brotar a millones y la luna resplandecer en tus laderas...

Ve el verano con su luminosidad fundirse hacia el otoño y, según las hojas empiezan a caer, suéltate un poco más...

El invierno llega y trae consigo otro clima que envuelve tu cuerpo como un manto, que termina por derretirse suavemente en la primavera...

Todo este tiempo permaneces inmóvil, aceptando las estaciones, la luz y la oscuridad, el frío y la calidez...

Todo en nuestra vida está en constante cambio...: la naturaleza..., nuestros cuerpos..., nuestras mentes. Al igual que la montaña, nosotros también tenemos periodos de luz y oscuridad, de calidez y frío, de alegría y tristeza; son el clima de nuestras mentes...

¿Puedes quedarte sentada(o) mientras todo esto ocurre, habitando la calma, sintiendo la tranquilidad en tu cuerpo?

En este momento, ¿puedes sentirte ecuánime y no reaccionar ante el caleidoscopio siempre cambiante de tu vida?

Siéntete como si fueras la montaña, aceptándolo todo sin rechazar nada.

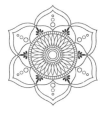

CAPÍTULO SIETE

TRADICIONES DE SABIDURÍA

La sabiduría de Buda

Las siguientes temáticas son algunas de las enseñanzas más comunes y atemporales de Buda.

Sus enseñanzas y su vida constituyen bellas temáticas. Nacido como Siddhartha Gautama, el hijo de un rey que deseaba protegerlo de las penurias humanas, vivía en la opulencia y la ignorancia tras los muros del palacio.

Un día, cuando se aventuró a salir del recinto palacial, fue testigo de que la gente sufría. Contempló a ancianos y a personas frágiles, a enfermos y a moribundos. Tan impresionado quedó por lo que vio que abandonó el palacio y viajó durante seis años para buscar y encontrar la causa y la cura de lo que nos aflige en la vida. Su iluminación llegaría más tarde, cuando se sentó bajo el árbol de Bodhi y meditó hasta llegar a comprender la verdad de la existencia.

Algunas de sus principales enseñanzas fueron:

★ La transitoriedad.
★ El sufrimiento.
★ El desapego/el dejar ir.
★ *Mudita*: alegría.
★ *Karuna*: compasión.
★ *Metta*: bondad amorosa.

Budismo esencial: las cuatro nobles verdades

Una de las enseñanzas fundamentales de Buda fueron las cuatro nobles verdades, las cuales pueden aplicarse a tu práctica de yoga, a tus relaciones, a tu trabajo y a muchos otros aspectos de tu vida:

1. No siempre consigues lo que deseas.
   Puede que llegues y te encuentres con una profesora sustituta; quizá no puedas hacer todas las posturas, es posible que estas no te gusten, tal vez haya gente que hable demasiado fuerte, puede que haga calor o que haga frío...
2. Esto nos hace ser infelices.
   No obtener lo que queremos = infelicidad. Obtener lo que no queremos = infelicidad.
   Si tenemos un anhelo o deseo intenso de lograr una postura concreta, o nos aferramos a cómo deben o no deben ser las cosas en nuestra vida o práctica, nos sentiremos insatisfechas e infelices.
3. En cualquier caso, esta insatisfacción tiene remedio.
   El sufrimiento puede aliviarse si no nos aferramos con tanta rigidez a la visión de cómo creemos que debería ser nuestra vida o nuestro cuerpo o cómo deberían actuar quienes nos rodean.
4. La práctica.

Debemos practicar para liberarnos. Practica el dejar ir, practica el hablarte y hablar a los demás con amabilidad, y ten siempre presente tus deseos y tus intenciones.

Mente de principiante: una práctica para noveles

Si tu mente está vacía, siempre está dispuesta a todo, está abierta a todo. En la mente del principiante hay muchas posibilidades, pero en la mente del experto hay pocas

Shunryu Suzuki

MENTE

Lo bonito del principiante es que no tiene claro qué esperar, así que entra en la práctica «sin saber». La mente del principiante es una poderosa manera de vivir la vida, sin expectativas y llena de posibilidades.

CORAZÓN

La belleza de la mente del principiante:

★ La mente del principiante es menos propensa a dar por hecho cómo va a ser algo.

★ La mente del principiante es menos propensa a juzgar algo o a alguien, pues aún no tiene historia.

★ La mente del principiante es menos propensa a etiquetar algo como bueno o malo; es lo que es.

★ La mente del principiante no intenta llegar al final, ya que no sabe bien dónde está.

★ La mente del principiante carece de hábitos.

★ La mente del principiante es menos propensa a tener reacciones viscerales.

★ La mente del principiante se contenta con explorar posibilidades.

★ La mente del principiante es menos ansiosa ya que no se ha catapultado al futuro.

CUERPO
❧ Práctica esencial para principiantes ☙

Con los principiantes, tómate más tiempo para explorar posturas y puntos de entrada. Investiga el uso de accesorios y no estés tanto tiempo en cada postura.

★ Una práctica avanzada no es necesariamente aquella en la que permaneces más tiempo o entras más profundo en las posturas, sino más bien aquella en la que aportas calidad de conciencia a tu práctica.

★ Se puede ser principiante en la mente o en el cuerpo.

★ Una clase más avanzada tendría menos instrucciones y permitiría a los practicantes elecciones más personales a la hora de explorar áreas objetivo.

Si el yin no es nuevo para ti, ¿qué nuevas posibilidades puedes encontrar en las posturas? Continúa explorando el potencial de lo familiar.

MARIPOSA

Esta postura ayuda a abrir el tejido conectivo a lo largo de la línea posterior del cuerpo en preparación para las flexiones más profundas. Anima a las y los principiantes a sentarse en una manta para que la parte delantera de los huesos de la cadera se incline hacia delante y no hacia atrás. Así la pelvis se coloca en una posición más neutra.

ORUGA

Esta postura continúa abriendo la línea posterior y se extiende a los isquiotibiales, además de la espalda. Abandona los prejuicios sobre la «profundidad» que debes lograr en ella.

INTEGRACIÓN

Tómate un minuto para sumergirte en la resonancia de la postura anterior.

ESFINGE

Esta es una extensión de la columna suave para principiantes que se puede modular cambiando la distancia entre los codos y los hombros. Termina con una Integración diferente empujando los codos hacia delante y descansando la cabeza sobre los antebrazos cruzados.

RODILLAS AL PECHO

Una variante reconfortante y más accesible de la postura del Niño.

TORSIÓN

Las torsiones pueden ser más suaves si se utiliza un *bolster* entre las piernas dobladas.

ENHEBRAR LA AGUJA

Cuando la columna queda fuera de la ecuación, la apertura de caderas no es tan intensa. Comienza con las rodillas flexionadas y coloca los pies sobre un bloque. Cruza el tobillo derecho sobre el muslo izquierdo. Quizá alguna alumna o alumno quiera quedarse aquí. En caso contrario, pueden levantar el pie izquierdo del bloque y sujetar la pierna o la espinilla izquierda.

DRAGÓN

La mayoría de los alumnos encuentra esta postura intensa pero alcanzable. El uso de una manta bajo la rodilla de atrás, o de bloques bajo las manos, la hará más suave.

MEDITACIÓN PARA PRINCIPIANTES

Siéntate cómodamente sobre un bloque u otro accesorio.

Comprueba que las rodillas estén por debajo de los puntos más altos de la cadera. Esta meditación tiene dos pasos:

- Primer paso: presta atención a la respiración, ya sea haciendo un conteo, observando su calidad o concentrándote en la forma en que entra en el cuerpo.
- Segundo paso: a medida que surgen tus pensamientos y los notas, vuelve al primer paso.

POSTURAS ESENCIALES PARA PRINCIPIANTES

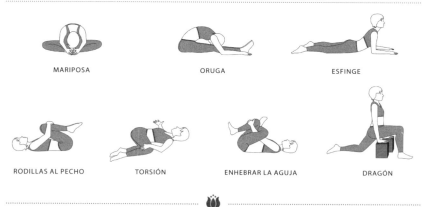

MARIPOSA   ORUGA   ESFINGE

RODILLAS AL PECHO   TORSIÓN   ENHEBRAR LA AGUJA   DRAGÓN

Metta: una práctica para la bondad amorosa

Tanto como cualquier otra persona en el universo,
tú mismo mereces tu amor y tu afecto.

BUDA

MENTE

Metta o *maitri* es uno de los cuatro *Brahma viharas* o cuatro inconmensurables: *metta* o bondad amorosa, alegría, compasión y ecuanimidad.

Se dice que quienes practican la meditación *Metta* verán aliviados sus miedos, su corazón y su mente se calmarán, dormirán y se despertarán más tranquilos y podrán dar y recibir amor con mayor facilidad.

Durante la meditación, ofrécete las cuatro líneas a ti, a alguien a quien amas, a una persona neutra y luego, tal vez, a alguien ante quien has erguido una barrera.

Que estés a salvo.
Que seas feliz.
Que tengas buena salud.
Que vivas una vida tranquila.

CORAZÓN

El principio de *metta* es un deseo de verdadera felicidad para uno mismo y para los demás, así como de respetar la vida que ya tenemos.

Antes de comenzar nuestra práctica formal en postura sentada, debemos aterrizar en la esterilla. ¿Dónde nos vamos a sentar? ¿Será lejos de la persona que respira ruidosamente o que desprende olor corporal? ¿Será en un rincón para no tener que interactuar con nadie? ¿Y si mi sitio está ocupado y tengo que poner mi esterilla al lado de alguien que no sé exactamente si me gusta o no? Así comienza la práctica. *Metta*, o el acto de la bondad amorosa, es la creencia de que todo el mundo merece felicidad, de que todo el mundo merece amor. Aquí se incluyen las alumnas y alumnos que llegan tarde, los que tienen sobrepeso, los nuevos, los atractivos, los que sufren, las jóvenes, los molestos, pero sobre todo te incluye a ti. Hoy, cuando coloques tu esterilla, envía un pensamiento de bondad amorosa a quien se ponga a tu lado.

Que estés a salvo.

Que seas feliz.

Que tengas buena salud.

Que vivas una vida tranquila.

CUERPO

ꙮ Práctica de *metta* ꙮ

Concéntrate en las posturas de apertura de pecho y hombros:

- ★ Pez con apoyo.
- ★ Corazón que se derrite.
- ★ Alas Rotas.

- ★ Lazo sentado con brazos de Águila.
- ★ *Bananasana*.
- ★ Meditación *Metta*.

METTA

PEZ CON APOYO

CORAZON QUE SE DERRITE

ALAS ROTAS

LAZO SENTADO

BANANASANA

MEDITACIÓN *METTA*

GUION DE MEDITACIÓN *METTA*

Escucha el latido de tu corazón; presta una atención empática. Deja que surja un ritmo lento y suave de forma natural.

Siente la cueva del corazón, *hridaya* o corazón espiritual.

Observa el refugio que rodea al corazón, las costillas, como si fueran los muros de un palacio que lo protegen.

¿Cómo te sientes aquí? ¿Es una sensación vacua, llena, pesada o cargada?

¿En guardia o abierta?

Siente cómo se disipa cualquier patrón de aislamiento, pena o ansiedad.

La capacidad de amar aquello que trasciende la separación está dentro de ti.

Ofrécete estas líneas con amor:

Que estés a salvo.
Que seas feliz.
Que tengas buena salud.
Que vivas una vida tranquila.

Repítelas tres veces.

Ahora mueve tu atención hacia alguien a quien amas, ya sea alguien que esté contigo o que haya fallecido. Imagina a esta persona, su ropa, su pelo, su sonrisa. Al igual que tú, quiere que la amen y quiere dar amor.

Que estés a salvo.
Que seas feliz.
Que tengas buena salud.
Que vivas una vida tranquila.

Repítelas tres veces.

Ahora mueve tu atención hacia alguien neutro en tu vida, tal vez una persona con la que te cruzas por la calle o alguien que te encuentras en el supermercado. Visualiza a esa persona y salúdala. Al igual que tú, quiere que la amen y quiere dar amor.

Que estés a salvo.
Que seas feliz.
Que tengas buena salud.
Que vivas una vida tranquila.

Repítelas tres veces.

Si sientes que es adecuado, mueve tu atención hacia alguien a quien has cerrado tu corazón levantando una barrera, ya sea grande o pequeña. Si en este momento no sientes que esté bien, regresa a ti. Si decides seguir adelante, visualiza a esta persona e imagina que, al igual que tú, desea amor y afecto.

Que estés a salvo.
Que seas feliz.
Que tengas buena salud.
Que vivas una vida tranquila.

Repítelas tres veces.

Mandalas espirituales: una práctica para el desapego

Quien a sí encadenare una alegría malogrará la vida alada.
Pero quien la alegría besare en su aleteo
vive en el alba de la eternidad.

WILLIAM BLAKE

En yin se utiliza el círculo espiritual del mandala para representar los compartimentos del cuerpo. La creación de mandalas por parte de los monjes budistas es una práctica de dedicación, esfuerzo espiritual, meditación y transitoriedad. Los monjes pasan semanas creando grano a grano intrincados patrones.

El mandala representa un palacio imaginario en el que cada habitación es un aspecto diferente de la sabiduría sobre el que meditar. Se dice que la creación de mandalas transmite energía positiva al mundo y a quienes los ven. Una vez se completa el mandala, se bendice y se empieza a destruir mientras los monjes cantan. La arena coloreada se recoge en una urna y se dispersa en agua que fluye para extender la energía sanadora positiva al mundo.

La destrucción del mandala sirve para recordar la transitoriedad de la vida.

EL MANDALA DE LA CADERA
- Parte posterior de las caderas/isquiotibiales:
  Medio Lazo, media Mariposa, Mariposa, Oruga.
- Parte anterior de las caderas/cuádriceps y flexores de la cadera:
  Cisne, medio Sillín, Sillín, Cola del Gato, Barco Pontón.
- Parte interior de las caderas/aductores:
  Media Mariposa, Mariposa, Libélula, media Rana, Rana, Estribo.
- Parte externa de las caderas/glúteos y cintilla iliotibial:
  Cisne, Ciervo, medio Lazo, Lazo, Bebé feliz, Cuadrado, *Bananasana*.

CUERPO

❧ Una práctica de 360 grados para ☙ el mandala de las caderas

Esta práctica circunnavega la articulación de la cadera anterior, lateral, posterior e interiormente.

- ★ Mariposa.
- ★ Medio Lazo.
- ★ Colgado.

- ★ *Malasana*.
- ★ Rana.
- ★ Raíces Torcidas.

- ★ Medio Sillín.
- ★ *Savasana*.

MANDALA DE LAS CADERAS

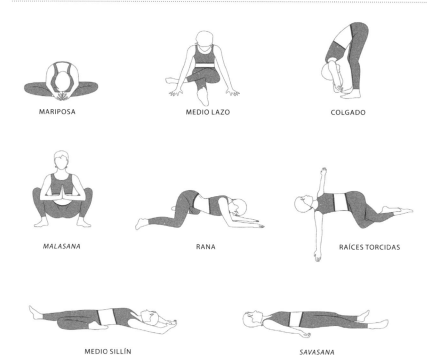

MARIPOSA · MEDIO LAZO · COLGADO

MALASANA · RANA · RAÍCES TORCIDAS

MEDIO SILLÍN · *SAVASANA*

CUERPO

❧ Una práctica de 360 grados para ❧ el mandala del torso

Esta práctica circunnavega el torso y la columna, anterior, posterior y lateralmente.

- ★ Plataforma.
- ★ Oruga.
- ★ Esfinge.
- ★ Foca.
- ★ Libélula lateral.
- ★ Sillín.
- ★ Barco Pontón.
- ★ *Savasana*.

MANDALA DEL TORSO

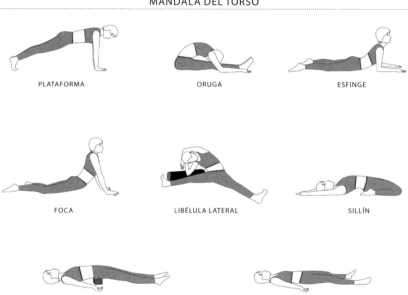

PLATAFORMA   ORUGA   ESFINGE

FOCA   LIBÉLULA LATERAL   SILLÍN

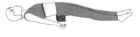

BARCO PONTÓN

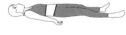

SAVASANA

Descubrir la paciencia: una práctica para ir más despacio

La paciencia no es esperar ni estar estático, sino moverse en armonía con la velocidad de la naturaleza y lo que la vida te presenta.

MENTE

Buda enseñó que la paciencia es sentarse en el momento presente con *dukha* (nuestras dificultades) sin tener expectativas, luchar contra ellas o ignorarlas. No podemos ser pacientes ocultando nuestra impaciencia ni «intentando» ser pacientes o «queriendo» tener paciencia. Se trata de un estado que surge naturalmente desde el interior.

Simplemente renunciamos a ponernos plazos internos concretos sobre la rapidez con la que deben suceder las cosas y permitimos el desarrollo de la vida.

CORAZÓN

El yin es una práctica de paciencia. La naturaleza paciente entiende el camino que recorren las cosas antes de nacer. No se puede apresurar a la semilla a convertirse en el producto final. Las estaciones vienen cuando están preparadas; el día y la noche tienen su propio ritmo único. Así es el fluir de la vida. Descubre la paciencia. Todo sucede cuando está preparado para suceder, no cuando nosotros queremos que suceda. Todo necesita tiempo para evolucionar y crecer.

CUERPO

❧ Práctica de paciencia ☙

En esta práctica, los alumnos permanecen progresivamente más y más tiempo en cada postura, hasta llegar a las Piernas elevadas en la pared y mantenerla un buen tiempo. Invítalas a valorar si generar o no un «aguante» más paciente a medida que avanza la práctica. Añadir una meditación les dará la oportunidad de practicar la observación de los contenidos de su mente y de poder sentarse con ellos cómodamente.

- ★ Postura del Niño, un minuto.
- ★ Mariposa, dos minutos.
- ★ Colgado, tres minutos.
- ★ Dragón, cuatro minutos.
- ★ Cisne, cinco minutos ambos lados.

- ★ Esfinge, seis minutos.
- ★ Libélula, siete minutos.
- ★ Piernas elevadas en la pared, ocho minutos.
- ★ Meditación, nueve a diez minutos o el resto del tiempo.

PACIENCIA

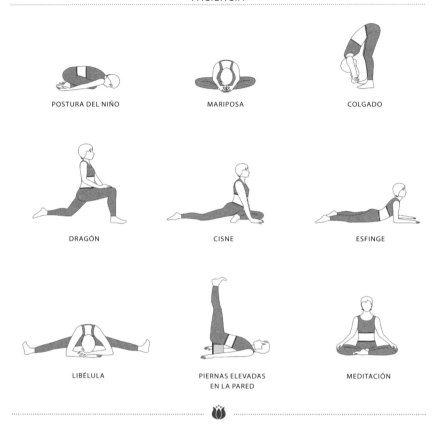

POSTURA DEL NIÑO   MARIPOSA   COLGADO

DRAGÓN   CISNE   ESFINGE

LIBÉLULA   PIERNAS ELEVADAS EN LA PARED   MEDITACIÓN

LA SABIDURÍA DE LAS DEIDADES

El hinduismo, uno de los sistemas de creencias más antiguos del mundo, es rico en mitos, historias y simbolismos. Las historias de los dioses y las diosas, además de representar lo divino, también encarnan los rasgos y características del ser humano, ya que interpretan las historias de nuestras vidas.

Los tres dioses que representan el ciclo de la vida, es decir, Brahma (el nacimiento), Vishnu (la vida) y Shiva (el final del ciclo) y sus consortes, dieron a luz a millones de avatares, algunos de los cuales se han incorporado a las enseñanzas actuales del yoga.

Algo hermoso en el mito y el simbolismo es que hay espacio para la interpretación personal, lo que nos presenta la oportunidad de vincular las enseñanzas a nuestra vida, nuestro aprendizaje y nuestra práctica.

Las deidades nos invitan a entablar una relación íntima con el dios de nuestro propio entendimiento, ya sea Brahma, Lakshmi, Hanuman o sus espíritus que viven en nuestro corazón.

Ganesha: obstáculos en el camino

Invocación a Ganesha: «*Om gam ganapataye namaha*».

Oh, Ganesha, dios de trompa curvada, de gran estatura,
cuyo brillo es igual a diez millones de soles.
Líbrame de los obstáculos,
en todas las cosas, en todo momento.

MENTE

Tensión: cuando nuestro cuerpo no puede estirarse más debido a la rigidez de los ligamentos fasciales, las cápsulas articulares, los músculos o los tendones.

Compresión: cuando el cuerpo no puede estirarse más debido a que la carne choca con la carne, la carne choca con el hueso, el hueso choca con el hueso o el cuerpo choca con un accesorio o con el suelo.

La tensión, metafóricamente, puede verse como una vía de escape.

La compresión puede interpretarse como un obstáculo en nuestro camino.

La tensión y la compresión son sensaciones necesarias para que la práctica de yin sea eficaz. Tanto una como la otra pueden impedir que las alumnas y alumnos avancen en una postura. La tensión se puede superar con el tiempo, a medida que el cuerpo adquiere un mayor rango de movimiento. La compresión es estructural y no se puede cambiar; sin embargo, es posible que podamos sortear el obstáculo ajustando nuestro cuerpo.

En la mitología hindú, el niño con cabeza de elefante Ganesha es el símbolo de estos dos estados: tanto del obstáculo como del camino para superarlo.

Se cuenta que Ganesha nació de la diosa Parvati al mezclar esta aceites del Ganges mientras el padre de Ganesha, Shiva, estaba en el bosque meditando. Parvati se fue a bañar y encargó a Ganesha que la protegiera custodiando la entrada de su recámara. Cuando Shiva regresó para ver a su esposa, se enfureció al encontrarse con un niño pequeño que le negaba la entrada al palacio, así que le cortó la cabeza. Cuando Parvati supo de la muerte de su hijo, quedó tan desconsolada que Shiva se vio obligado a reparar el daño y envió a su hermano al bosque para encontrar al primer animal dispuesto a ofrecer su cabeza a su hijo. El hermano volvió con la cabeza de un elefante y el niño con cabeza de elefante renació.

Ganesha es el obstáculo, ya que protege a su madre, pero también el camino que debemos rodear para entrar en el castillo.

CORAZÓN

Cuando practicamos yoga, se nos presentan muchos obstáculos en el camino. Puede que nos encontremos cansados o indispuestos, rígidos o rotos, con lesiones o aburridos, o que la mente simplemente diga «no». Patanjali enumera los obstáculos que debemos superar en el camino hacia nuestra meta.

Cada vez que nos encontramos con un obstáculo, es como si nos pinchase el colmillo de Ganesha y se nos plantea la pregunta: «¿Cuánto quieres realmente esto?». Cada uno de los obstáculos es una prueba de nuestra determinación, perseverancia y fuerza de voluntad.

A veces superamos un obstáculo solo para tener que enfrentarnos a otro. A veces nos inventamos nuestros propios obstáculos. Algunos obstáculos son permanentes. Sea cual sea la forma en que se nos muestren, todos ellos se pueden ver como un regalo, como un empujón amable para encontrar un nuevo camino en torno a un objetivo o a través de él, como el agua que se desliza alrededor de una roca mientras fluye por un río.

¿Qué quieres conseguir con tu práctica de yoga? ¿Y en tu vida? ¿Qué obstáculos hay en tu camino? ¿Son obstáculos reales o los has creado tú? ¿Qué se interpone realmente en tu trayectoria para que puedas convertirte en tu mejor versión?

Cuando nos topamos con el muro de la tensión o la compresión en nuestra vida, ¿cómo actuamos? A veces, por más que empujemos o luchemos, no conseguiremos profundizar o llegar más lejos. El yoga no está pensado para ser una batalla o un área más de la vida donde te impongas expectativas poco realistas. Poder hacer yoga es un regalo. No te preocupes por la profundidad a la que llegan los demás; simplemente fíjate en lo que puedes hacer tú y florece a partir de ahí.

CUERPO

ꙮ Práctica de Ganesha ꙮ

Al examinar la tensión y la compresión en tu cuerpo, aprenderás qué obstáculos puedes superar y cuáles puedes sortear.

Para empezar a entender los conceptos de tensión y compresión en tu cuerpo, elige una postura en la que sientes que no avanzas. ¿Qué te impide ir más allá? ¿Es tensión o compresión? La tensión se suele sentir en el lado de «apertura» de la postura, y la compresión se suele sentir en su lado de «cierre».

ORUGA

Examina la cadena posterior, la parte trasera del cuerpo; ¿dónde sientes más tensión?

CISNE

¿Qué te detiene? ¿Sientes compresión en los extremos anteriores de la cadera o una sensación intensa en su parte externa?

BANANASANA

¿Dónde hay más tensión? ¿En las piernas o en el torso?

SILLÍN

El obstáculo de esta postura ¿son los muslos o la parte baja de la espalda? ¿Dónde sientes la tensión? ¿Dónde crees que surge la compresión?

LIBÉLULA

Utiliza un *bolster* entre las piernas y ajústalo para poder apoyar el pecho. Esto es compresión: el cuerpo no puede ir más allá debido a un bloqueo. Entiende cómo las barreras pueden ser también regalos y que están ahí para impedir que vayamos a un lugar potencialmente perjudicial.

SAVASANA

GANESHA

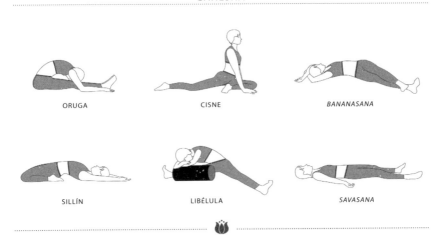

ORUGA   CISNE   *BANANASANA*

SILLÍN   LIBÉLULA   *SAVASANA*

Hanuman: fe, amor, devoción

La mayoría de las sombras en la vida se deben
a que estamos tapando nuestro propio sol.

RALPH WALDO EMERSON

MENTE

La de Hanuman es una historia de fe, amor y devoción. Este devoto servidor de Rama es el símbolo de la agilidad y la valentía inquebrantables. Con su cuerpo musculoso y su cabeza de mono, a menudo se le representa cargando una montaña simbólica de su fuerza y tenacidad. Como fiel compañero de Rama, su principal objetivo era servir (dar sin esperar nada a cambio). El servicio es un recordatorio de nuestra interconexión con los demás y de cómo cada una de nuestras acciones puede conducir a una mayor calidad de vida para nosotros mismos y para las personas a las que servimos.

En la historia de Hanuman, todos los monos se reunieron en el extremo de la India para debatir cómo iban a salvar a Sita de su secuestro y devolverla a Rama. Parte del rescate implicaba dar el gran salto a Lanka. Hanuman, el hijo del dios del viento Vayu y la mona cambiaformas Anjanay, no se ofreció a dar el salto porque había olvidado sus poderes. Pero cuando su clan de monos le recordó lo que había olvidado, empezó a confiar y a tener fe. Hanuman, que no ponía límites a su voluntad de servir a su amado Rama, dio el salto de un solo brinco.

CORAZÓN

Shraddha es la fe en lo que no se puede ver y la comprensión de que hay un plan superior trazado para nuestras vidas.

Al igual que Hanuman, a veces perdemos la fe en nosotros mismos cuando nos vemos confrontados y no encontramos respuestas.

Imagínate lo que podríamos hacer en el mundo si afrontáramos nuestra incertidumbre con seguridad y autoconfianza: nuestras dificultades y dudas se disiparían al recordar que en nuestro interior contamos con las herramientas, las habilidades y el corazón para fortalecer nuestras convicciones.

Incluso en las situaciones más desafiantes, albergamos un poder personal que está totalmente preparado para hacer frente a las circunstancias de la vida. Cultiva la valentía de tener fe en lo que no puedes ver y la capacidad de soltar la incertidumbre.

A veces, en momentos de duda, solo necesitamos un pequeño recordatorio.

CUERPO

❧ PRÁCTICA DE HANUMAN ☙

Esta práctica abre los cuerpos de los alumnos para que puedan imitar la postura de Hanuman o Dragón en *spagat*, lo cual las anima a recordar su poder personal.

Para preparar el cuerpo, plantéate seleccionar posturas de los siguientes grupos:

- Para abrir y preparar los isquiotibiales:
  Oruga, Colgado, Dragón en medio *spagat*.

- Para volver los cuádriceps más receptivos:
  Sillín, medio Sillín, Dragón en vuelo bajo.

- Para soltar los flexores de la cadera:
  Dragón en vuelo alto, Puente con apoyo, Barco Pontón.

- Para fortalecer la espalda:
  Infante, Foca, Esfinge.

- Para imitar a Hanuman:
  Medio Dragón en *spagat*, Dragón en *spagat* completo.

HANUMAN

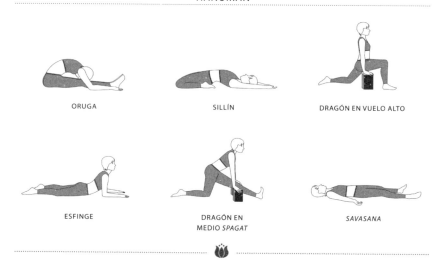

ORUGA

SILLÍN

DRAGÓN EN VUELO ALTO

ESFINGE

DRAGÓN EN
MEDIO *SPAGAT*

SAVASANA

Lakshmi: abundancia y gratitud

El verdadero milagro de la vida no es caminar sobre
agua o aire, sino caminar sobre esta tierra.

THICH NHAT HANH

MENTE

A Lakshmi se la conoce como la diosa de la luz y la abundancia. En sánscrito, Lakshmi significa 'riqueza y buena fortuna', y esta diosa no solo simboliza la riqueza material, sino también la plenitud de la mente, el corazón y el cuerpo. El mito de su creación recoge que surgió del mar cual tesoro mientras los dioses buscaban la esencia de la vida eterna o *amrita*.

Se la representa sentada sobre una flor de loto con monedas cayendo de sus manos, y encarna las cualidades de la plenitud, del estar colmado. De esta abundancia surge la generosidad, un recordatorio de que hay suficiente para todo el mundo.

CORAZÓN

¿Cómo de fácil es sentir que estamos aislados de todo lo que la vida nos ofrece y que tenemos alguna carencia? Las enseñanzas de Lakshmi nos piden que miremos más allá de la superficie de la vida material para poder aprovechar el sentimiento de plenitud que emana del interior. Este manantial de generosidad, abundancia y riqueza surge de forma natural al reconocer nuestras bendiciones ya existentes.

La práctica de la gratitud es un reconocimiento formal de lo que ya tenemos. Hay estudios que han demostrado que una práctica constante de gratitud nos conduce a una apreciación más profunda de nuestra vida. También adquirimos una mayor comprensión de lo que es valioso e importante y lo que es un mero deseo pasajero.

La práctica de la gratitud nos recuerda que nos aman y cuidan, y que tenemos lo suficiente para vivir una vida hermosa. Podemos empezar por recordar las cosas sencillas, como el don de la respiración o la valía de la vida o de la familia, enraizándonos en lo que ya tenemos.

LA VALÍA DE LA VIDA

Hay una tortuga ciega, con innumerables kalpas de antigüedad, que vive en el fondo del mar y sale a la superficie en busca de aire cada cien años. También hay un yugo de madera que la espera entre las olas. Se dice que la probabilidad de que la tortuga asome la cabeza por el orificio del yugo al salir a la superficie es mayor que la de nacer como ser humano. El regalo de la vida es un privilegio; ¿para qué desperdiciar otro momento?

BALA PANDITHA SUTTA

CUERPO
꩜ Práctica de Lakshmi ꩜

Posturas que abren el corazón y desbloquean la caja que lo rodea ayudándonos a expresar la gratitud y el agradecimiento con mayor libertad.

POSTURA DEL NIÑO

Siente cómo se afloja la línea posterior del cuerpo mientras liberas todos tus deseos.

MUDRA DEL LOTO

Siéntate cómodamente y haz de tu práctica una ofrenda con el mudra del loto.

MEDIO LAZO LATERAL

Cruza la pierna izquierda por encima de la rodilla derecha. Coloca la mano o el antebrazo derecho sobre un bloque e inclínate hacia la derecha. La mano izquierda puede ponerse detrás de la espalda o colgar por encima de la cabeza. Si el tiempo lo permite, flexiónate sobre la pierna extendida en una variante.

PEZ CON APOYO

Mientras descansas en esta postura, ¿puedes sentir que la caja que rodea al corazón se ablanda lentamente?

ESFINGE O FOCA

Eleva el pecho hacia el cielo y afloja los hombros. Reconoce que lo que tienes en esta sencilla postura es suficiente.

PIERNAS ELEVADAS EN LA PARED

Siente que todos tus deseos y anhelos se desprenden de ti; conténtate con lo que tienes en este momento.

MEDITACIÓN DE LAKSHMI

LAKSHMI

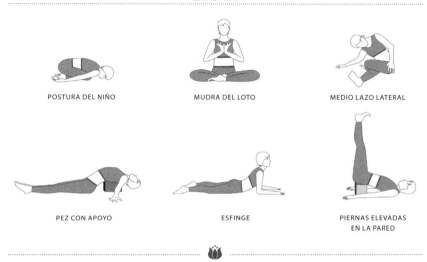

POSTURA DEL NIÑO · MUDRA DEL LOTO · MEDIO LAZO LATERAL

PEZ CON APOYO · ESFINGE · PIERNAS ELEVADAS EN LA PARED

MEDITACIÓN DE LAKSHMI

Deposita tu energía en tu corazón físico. Siente su latido, que te recuerda la valía de la vida.

Siente internamente... la constelación natural de energía, las células, la sangre..., todo lo que te nutre, alimenta y sana.

Imagina las estrellas, el sol y la luna, la fosforescencia exterior de la vida, las maravillas de este mundo..., todo trabajando en armonía para sustentar tu vida.

Toma conciencia de tu libertad..., de que eres capaz de pensar, de hablar, de crear o de expresar. Siente el amor que entra y sale de ti, siente una tranquila gratitud interior por tu vida.

Vishnu: sustento y apoyo

Incluso después de todo este tiempo, el Sol nunca le dice a la Tierra: «Estás en deuda conmigo». Mira lo que pasa con un amor así. Ilumina el cielo entero.

HAFIZ

MENTE

Vishnu, el dios azul-negro, a menudo representado con una caracola y un rayo, es la deidad del sustento y el apoyo. Se dice que su espíritu permea e impregna a todos los seres sintientes, los planetas y los elementos para mantener el engranaje de la vida girando sin problemas.

El papel de responsabilidad de Vishnu se extiende a nuestro mundo, ya que su forma se replica en numerosos avatares para poder cuidarnos y sostenernos si necesitamos su ayuda. Su caracola simbólica y el *vajra* (rayo) nos recuerdan que a nosotros también se nos puede llamar a la acción, rápidamente y sin previo aviso, para apoyar y cuidar a los demás o a nosotros mismos.

CORAZÓN

El nacimiento, la muerte y la enfermedad, o las pérdidas trágicas repentinas, pueden ser una llamada inmediata a la acción para servir a otros o a nosotros mismos. Estos sucesos pueden ser inesperados y es entonces cuando necesitamos invocar al Vishnu interior para que nos provea y sostenga. En momentos de dificultad, es posible que nos retiremos nuestro propio apoyo. A veces es porque hemos perdido la fe en nosotros mismos.

A veces sentimos que no merecemos amor o ayuda.

Tómate un momento para recordar a las personas de tu vida que te sostienen y apoyan. Algunas posturas o situaciones de la vida las vas a sentir incómodas o dolorosas sin este apoyo. Si precisas refuerzos, toma o pide los apoyos que necesites. Si alguien en tu vida necesita lo mismo, ofréceselo como un avatar de Vishnu. Recuérdate a ti mismo, como el sol sostiene esta tierra, lo que puedes hacer con un poco de ayuda.

CUERPO

❧ Práctica de Vishnu ❧

El yin se diferencia del yoga restaurativo en su enfoque. Ambos tipos de yoga utilizan accesorios como mantas, *bolsters* y bloques. En yin ofrecemos apoyo para ayudar a las alumnas y alumnos a encontrar la comodidad, pero sin que dejen de experimentar la sensación en el área objetivo. En yoga restaurativo, el practicante puede no tener ninguna sensación física mientras reposa sobre su apoyo.

Esta es una práctica de aceptación del apoyo. Anima a utilizar los accesorios aunque no los crean necesarios.

SAVASANA

Coloca el *bolster* debajo de las rodillas. Da las gracias a la red de apoyo que te ha permitido estar aquí.

PUENTE CON APOYO

Coloca un apoyo debajo del sacro. Siente cómo se suaviza el apoyo fascial interno alrededor del accesorio.

CIERVO EN TORSIÓN CON APOYO

Usa un *bolster* para recostar el torso. Recuerda la interconexión y el apoyo que hay en tu vida, tanto lo que se ve como lo que no se ve.

POSTURA DEL NIÑO, RENACUAJO O RANA

Sostén el abdomen con un bloque o un *bolster*. Estas tres posturas progresan de suaves a más intensas. Elige la que se adapte a tu cuerpo.

ORUGA

Si lo necesitas, utiliza un bloque bajo el *bolster* para elevar tu apoyo.

SILLÍN

Apoya y eleva la espalda sobre un *bolster*. Elige el medio Sillín si tienes más tiempo.

SAVASANA

Usa una manta enrollada debajo de la espalda media.

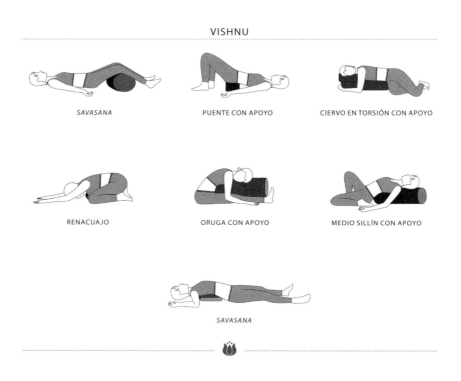

VISHNU

SAVASANA

PUENTE CON APOYO

CIERVO EN TORSIÓN CON APOYO

RENACUAJO

ORUGA CON APOYO

MEDIO SILLÍN CON APOYO

SAVASANA

RAMAS DE SABIDURÍA DEL ÁRBOL DEL YOGA

Las siguientes secciones iluminan algunas de las temáticas de los diferentes sistemas de yoga y sistemas hermanos. Hay muchas puertas por las que entrar cuando comienzas tu relación amorosa. Las creencias y prácticas del budismo, el taoísmo y el hinduismo han dado forma al árbol del yoga. Estos sistemas proporcionan una rica imaginería, un pensamiento profundo y una filosofía, además de temáticas sustanciales para dar significado y riqueza a tus clases.

Otros sistemas complementarios, como el Ayurveda y la medicina tradicional china, nos aportan mayor profundidad y la comprensión de cómo podemos armonizarnos con el mundo en general. Ambos exploran la forma en que nuestra salud y nuestro bienestar se basan en los cinco elementos que componen el universo. Dichos elementos interconectan ambos sistemas y conforman los principios que guían la enseñanza del yin desde puntos de vista diversos pero vinculados. A través de las posturas de yin, buscamos estimular las cualidades transformadoras de estos sistemas para traer salud al conjunto cuerpo/mente.

Cuando comprendemos que formamos parte de una línea de tiempo infinita y un ecosistema complejo, un microcosmos en el macrocosmos, podemos apreciar mejor el principio subyacente del yoga, que es el de la unión.

El sistema de chakras

LOS SIETE CHAKRAS

SAHASRARA
AJNA
VISHUDDHA
ANAHATA
MANIPURA
SVADHISTHANA
MULADHARA

En nuestro cuerpo interior hay otro universo de energía: nuestra fuerza vital, conocida como los chakras. La palabra chakra significa, literalmente, 'rueda que gira'. Se dice que estos orbes intocables de vida desempeñan un papel en nuestro bienestar físico, mental y emocional.

Los chakras son centros organizativos para la recepción, asimilación y transmisión de la energía vital. Son los peldaños entre el cielo y la tierra.

ANODEA JUDITH

En yoga, se cree que la fuerza vital o prana circula entre las dos polaridades del cuerpo y la conciencia. En el cuerpo hay muchos chakras, pero en yoga nos ocupamos principalmente de los que se considera que están alineados con la columna vertebral. Los seis centros energéticos que se encuentran en este eje que atraviesa el núcleo del cuerpo abarcan desde la raíz de la columna hasta la coronilla. El séptimo chakra flota por encima de la cabeza, más allá de los ámbitos de lo físico, como el loto de mil pétalos.

Se dice que la clave de la salud, la felicidad y la vitalidad duraderas radica en mantener estas turbinas de energía girando sin problemas.

Los chakras son muy inteligentes, son como el software del gran ordenador que es el cuerpo.

DHARMA MITTRA

Se cree que los chakras gobiernan nuestro comportamiento y nuestras emociones, que expresan nuestros deseos. Son una hoja de ruta hacia el conocimiento energético que almacenamos en nuestro cuerpo sutil y se basan en los sistemas endocrinos y las hormonas que equilibran nuestra vida.

Cuando imparto clases con temática de chakras, me gusta utilizar afirmaciones y elegir posturas que se adapten a la naturaleza elemental de cada centro energético. Estas prácticas son para llevar la conciencia a los chakras uno a seis.

Uno: apoyar, conectar, enraizar

> *He tina ki runga, he tāmore ki raro.*
> ('Para florecer arriba, es preciso tener raíces firmes abajo').
>
> PROVERBIO MAORÍ

MENTE

Muladhara chakra.

Mula: base | *Adhara*: apoyo

El primer chakra, *Muladhara*, representa el sistema de apoyo para todos los demás chakras y la energía latente que nos ancla a nuestro mundo. Su llamada energética es ayudarnos a sentirnos enraizados y estables.

El primer chakra es el polo opuesto al chakra corona, *Sahasrara*. En la tradición taoísta, es el vínculo entre el yin y el yang, lo femenino y lo masculino, la noche y el día, el recibir y el dar.

El sistema de raíces de este centro de energía es el manantial del canal central o *sushumna nadi*. Como una bombilla subterránea cargada de potencia, *Muladhara* actúa moviendo y bombeando la energía eléctrica, los fluidos y los nutrientes hacia arriba a lo largo de toda la columna y hacia el cerebro y los otros órganos.

- Ubicación: base de la columna.
- Gobierna: piernas, pies, coxis, intestinos, sangre y huesos.
- Elemento: tierra, *bhumi*.
- Mantra: *lam*.

- Color: rojo.
- Sentido: olfato.
- Palabras: energía de la tierra, raíces, ancestros, familia, necesidades básicas.

CORAZÓN

Muladhara es el suelo que pisamos. Este sistema dinámico de raíces define nuestro sentido del yo. La base psicológica del primer chakra se construye a partir de nuestra relación con nuestros principales cuidadores.

Cuando está en equilibrio nos sentimos enraizados, cómodos y seguros en nuestro propio cuerpo y en el mundo. Sabemos y sentimos que tenemos suficiente y somos suficiente.

Cuando está en exceso, es posible que acaparemos tanto alimentos como bienes materiales y que se fomenten la ira y el miedo primarios.

Cuando este chakra está desequilibrado, pueden surgir sentimientos de inseguridad o inestabilidad, y quizá sientas que ya no perteneces a tu cuerpo o a esta tierra. Puede que experimentes dificultades para comer, ansiedad, inquietud, miedo o una sensación de carencia. Es posible que desarrolles una relación desequilibrada con el dinero.

AFIRMACIONES

Estoy segura(o). Estoy en casa.

Tengo suficiente.

La abundancia fluye a través de mí.

Mis necesidades están cubiertas.

El universo me provee.

Soy suficiente.

Estoy anclada(o) y conectada(o) a la tierra.

PREGUNTAS PARA EL PRIMER CHAKRA

- ¿Cómo me nutro a mí misma(o)?
- ¿Veo el mundo como un lugar peligroso o un lugar seguro?
- ¿Siento que pertenezco a mi cuerpo y a esta vida?
- ¿Qué me aporta estabilidad y me ayuda a permanecer enraizada(o)?

ABUNDANCIA DENTRO DE MULADHARA

La abundancia en yin es el reconocimiento de que ya tenemos suficiente.

Para cultivar la sensación de abundancia en nuestra vida recordamos que somos suficientes tal y como somos, que tenemos suficientes posesiones materiales, que nuestras relaciones son suficientes, que nuestro trabajo es suficiente.

Hemos hecho lo suficiente, somos lo suficientemente buenos, somos lo suficientemente hermosos, sabemos lo suficiente, y estamos precisamente donde debemos estar.

Así que... relájate aquí...

Abandona la presión interna que ejerces sobre ti mismo. Olvida la necesidad de mejorar lo que ya es hermoso.

CUERPO
❧ Práctica para el primer chakra ☙

Céntrate en la parte inferior del cuerpo y en posturas de enraizamiento. Como el chakra raíz nos conecta a la tierra, al peso y la densidad de nuestros huesos y a la estructura física, las posturas de pie fuertes y estabilizadoras nos ayudan a equilibrar este chakra. Presta atención a los huesos, a los dedos de los pies y los pies, al coxis y a la conexión de las piernas con la pelvis.

Al trabajar con el primer chakra, recuerda a los alumnos que es «suficiente» sentir una leve sensación en lugar de una apertura enorme, incluso si no es una sensación palpable.

POSTURA DEL NIÑO

Conecta con la sensación de estar sostenida(o) aquí por la tierra. Al igual que la forma de nuestra postura refleja la curvatura primaria de la columna y el comienzo de animación de nuestro cuerpo, la impronta del primer chakra surge de nuestros principales cuidadores. Siente que te aman y cuidan y que tus necesidades están cubiertas.

CUCLILLAS DE PUNTILLAS

Tus dedos de los pies son raíces que se hunden en la tierra. Ábrelos aquí para sentir cómo la energía sube desde el suelo hacia el interior de los pies.

COLGADO

Mantén las piernas activas y conectadas a tierra mientras flexionas la columna hacia delante.

MALASANA

Deja que el coxis caiga pesado. Repite el Colgado y *Malasana*.

MARIPOSA

Aprieta los isquiones entre sí y el coxis hacia el hueso púbico. Esta contención es *Mula bandha*. *Mula* significa 'base'. Desde el apoyo de tu base, redondea la columna hacia delante. Entrelazar los dedos de los pies mientras te flexionas sería una opción aquí.

LIBÉLULA

Siéntate poniendo el mismo peso sobre el isquion izquierdo y el derecho y nota cómo baja el coxis.

RODILLAS AL PECHO

Masajea el coxis y el sacro meciéndote suavemente de lado a lado.

ESTRIBO

Siente cómo la base se ancla y se alarga mientras la piel del sacro se extiende. Mecerse suavemente de lado a lado masajeará el primer chakra.

PUENTE CON APOYO

Permite que el coxis se apoye en el bloque y que la piel de alrededor de la parte baja de la espalda y el sacro se extienda. Afirmación: «Todas mis necesidades están cubiertas».

SAVASANA

Comprométete de nuevo con la seguridad de la tierra. Explora *Prithvi* mudra. Une el pulgar (fuego) con el anular (tierra). Los otros tres dedos permanecen extendidos. Hazlo con las dos manos.

PRIMER CHAKRA

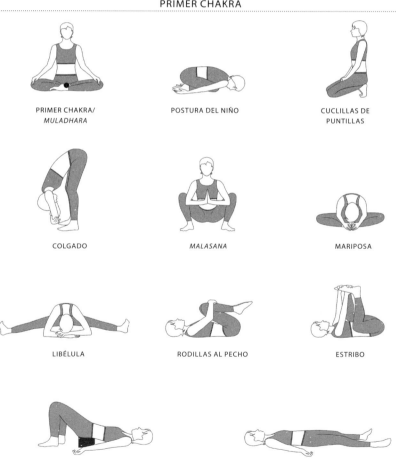

PRIMER CHAKRA/
MULADHARA

POSTURA DEL NIÑO

CUCLILLAS DE
PUNTILLAS

COLGADO

MALASANA

MARIPOSA

LIBÉLULA

RODILLAS AL PECHO

ESTRIBO

PUENTE CON APOYO

SAVASANA

Dos: disfrutar, fluir, crear, sentir

La gente viaja para maravillarse de la altura de las montañas, las enormes olas del mar, el largo curso de los ríos, el vasto alcance del océano, el movimiento circular de las estrellas, y sin embargo pasan de largo por sí mismos sin maravillarse.

SAN AGUSTÍN

MENTE

Svadhisthana chakra.

Sva: yo | *Adhisthana*: morada; lo que está establecido y es seguro

Svadhisthana es la morada del yo y el hogar de la dulzura y el goce de la vida. Es la estancia energética de nuestro placer, sexualidad, emociones, deseos y creatividad.

Subiendo desde la firmeza de la tierra, entramos en la naturaleza fluida y femenina de este pozo acuático. El segundo chakra está regido por el elemento agua y tiene que ver con la capacidad de dejarse llevar por la corriente, de disfrutar de la vida mientras nos abrimos paso en ella con elegancia y facilidad. Si este centro está equilibrado, entramos en el fluir de la naturaleza y nos conectamos con la belleza, la energía, la fuerza vital y la emoción de estar vivos y habitando en esta tierra.

El segundo chakra es también la génesis de nuestro cuerpo emocional: nuestras reacciones a la vida, emociones, pensamientos y sentimientos. Cómo nos sentimos, qué sentimos y cómo se expresa todo esto lo navegamos desde *Svadhisthana*.

- Ubicación: parte baja del abdomen, cerca del sacro.
- Gobierna: sacro, órganos reproductores, bazo, sistema urinario, parte baja de la espalda, ovarios y testículos.
- Elemento: agua.

- Mantra: *vam*.
- Color: naranja.
- Sentido: gusto.
- Palabras: dulce, fluido, femenino, creativo, lunar, fluir, relación, sentimiento.

CORAZÓN

La palabra emoción viene del latín *emovere*, o energía en movimiento. Al igual que este chakra tiene que ver con moverse con elegancia y facilidad en la vida, también está relacionado con la fluidez emocional, o con nuestra capacidad de dejar que las tormentas internas surjan, se vean y se muevan a través de nosotros.

Cuando nos invade una avalancha de sentimientos, podemos dejar que nos arrastre; podemos esquivarla saltando alegremente, enterrarla en lo más profundo de nuestro ser o desentendernos y negarla. Estas acciones y reacciones contribuyen a que nuestros sentimientos tengan un hogar permanente en nuestro cuerpo. Otra posibilidad es reconocerlos, sentirlos y aceptarlos por lo que son.

Tómate unos instantes y pregúntate a qué te aferras o de qué te privas. Cuando prestamos una atención cariñosa de esta forma a nuestros ríos psicológicos, los liberamos para que vuelvan a entrar en la corriente.

AFIRMACIONES

Tengo límites saludables.
Amo y disfruto mi cuerpo sin juzgarlo.
Me muevo con facilidad y soy capaz de ir con la corriente.
Puedo dar y recibir placer.

PREGUNTAS PARA EL SEGUNDO CHAKRA

- ¿En qué aspecto de mi vida me gustaría permitirme sentirme bien?
- ¿Qué me gustaría crear, hacer o ser hoy?
- ¿Cómo me gustaría sentirme hoy?
- ¿Tiendo a ignorar mis sentimientos?
- ¿Qué áreas de mi vida necesito contener y cuáles aprovechar?
- ¿Me he autoimpuesto limitaciones o restricciones en cuanto a la expresión personal?

CUERPO

⟩ Práctica para el segundo chakra ⟨

Trabaja con las caderas, el sacro y las dos mitades pélvicas. Plantéate posturas que amplíen la zona pélvica. Movimientos suaves y fluidos en las posturas, como la de la Mariposa que bate las alas, agitarán la masa de agua de este chakra. Anima a los alumnos a liberar cualquier contractura en el área pélvica.

GATO-VACA

Deja que tu cuerpo sea una expresión de quién eres. Pasa a hacer círculos con todo el pecho moviéndote primero en el sentido de las agujas del reloj y luego en sentido contrario. Haz que sea un gran movimiento sensual y arremolinado que provenga del cuerpo y no de la mente.

POSTURA DEL NIÑO

En lo más profundo de la cuenca pélvica, siente el contenido acuático bañando, alimentando o sanando tus órganos reproductores. Siente cómo el sacro se extiende y ensancha a medida que la piel de la parte baja de la espalda se destensa.

PERRO BOCABAJO

Disfruta de los círculos de cadera, de pasear tu Perro y de los movimientos fluidos.

CISNE

Fluye hacia el Cisne desde el Perro bocabajo y, una vez asentada(o), levanta y baja el pecho con movimientos fluidos. Acomódate en el Cisne y siente las mitades pélvicas derecha e izquierda mientras sueltas el esfuerzo muscular. Este chakra aclara el amor y el disfrute de nuestro cuerpo y te pide que sueltes el monólogo interior negativo o el autojuicio.

SUKHASANA

Gato-Vaca sedente. Siéntate en *Sukhasana*, mueve el pecho hacia delante y luego ve hacia atrás arqueando la parte alta de la espalda. Tras los movimientos de Gato-Vaca, pasa a círculos sufíes. Haz círculos con la columna en el sentido de las agujas del reloj y en sentido contrario. ¿Cómo te sientes expresándote de esta manera? ¿Puedes disfrutar la creatividad?

Flexiónate en *Sukhasana* un par de minutos antes de pasar a la Integración.

ORUGA

Disfruta del estiramiento de toda la cadena posterior. Lleva la atención a la zona pélvica; siente cómo la piel se estira sobre el sacro.

Afirmación: «Soy capaz de fluir con la corriente».

RANA

Afirmación: «Me siento a gusto en mi cuerpo y no lo juzgo».

ESFINGE

Comprime y pon peso en la parte delantera de la cuenca pélvica llevándola hacia el suelo para sentir cómo se ensancha. En esta variante, intenta sacar la pierna derecha a 90 grados mientras sientes la asimetría de los lados derecho e izquierdo de la pelvis. Repite en el lado izquierdo antes de volver a asentarte en la Esfinge.

PUENTE CON APOYO

Comprime la parte baja de la espalda.

SAVASANA

Conduce a las alumnas y alumnos a través de un mar de cánticos *Aum*.

SEGUNDO CHAKRA

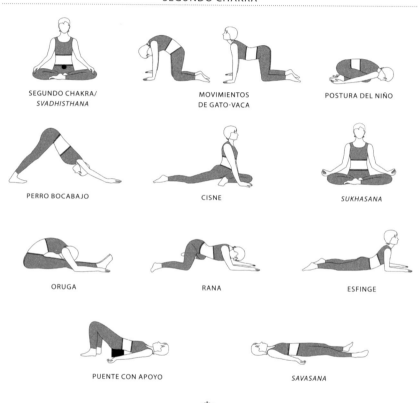

SEGUNDO CHAKRA/ *SVADHISTHANA*

MOVIMIENTOS DE GATO-VACA

POSTURA DEL NIÑO

PERRO BOCABAJO

CISNE

SUKHASANA

ORUGA

RANA

ESFINGE

PUENTE CON APOYO

SAVASANA

Tres: valentía, seguridad, centro

Lo que hay detrás de nosotros y lo que hay delante son cuestiones minúsculas comparadas con lo que hay dentro.

HENRY S. HASKINS

MENTE

Manipura chakra.

Mani: gemas | *Pura*: ciudad

El tercer chakra, *Manipura*, representa la ciudad de las joyas, una gema única que proporciona a la persona una iluminación interior. Su trabajo energético consiste en ayudarnos a acceder a nuestro poder personal.

Este centro de energía que se encuentra en el centro del cuerpo, en el plexo solar, nos proporciona nuestro sentido de autoestima, valoración, confianza, determinación y fuerza de voluntad.

A medida que ascendemos hacia el centro gravitatorio de nuestro ser, llegamos a la relación que tenemos con nosotros mismos. Este ardiente centro pránico genera nuestra vitalidad y entusiasmo por la vida. Si está equilibrado, nos ayuda a transformar, no solo los alimentos que comemos, sino también la trayectoria de nuestra existencia. También tenemos una alta autoestima y una alta autoconfianza, y no nos tomamos las cosas demasiado en serio.

Cuando esta rueda está alineada, nos atrevemos a permanecer en las situaciones difíciles y a superarlas, a emprender acciones decididas y a alinearnos con nuestro poder interior. Reconocemos nuestro lugar en el mundo y desaparece la necesidad de avanzar en la vida con la obstinación y la terquedad del carnero.

- Ubicación: plexo solar.

- Gobierna: estómago, páncreas, vesícula biliar, hígado, glándulas suprarrenales.
- Elemento: fuego.
- Mantra: *ram.*
- Color: amarillo.
- Sentido: vista.
- Palabras: transformar, fuerza de voluntad, actuar, contribuir.

CORAZÓN: MEDITACIÓN PARA *MANIPURA*

Siéntate cómodamente, alinea los hombros con las caderas y relaja el abdomen. Quizá quieras realizar *Yoni* mudra y colocar las manos sobre este chakra.

Manipura reside en la fosa energética del abdomen. Su color es el amarillo. Imagínate una flor amarilla en la profundidad de tu ombligo.

No tenses el abdomen. No hay necesidad de seguir reteniendo y contrayendo esta zona ni de seguir esforzándose para salir adelante o competir.

Siente cómo se disuelven las capas de tensión.

Deja que la respiración avive dulcemente el calor interior para mantener las brasas de tu vida ardiendo apaciblemente. Al inhalar en tu centro de poder, siente que cualquier lucha desaparece.

Respira para liberar cualquier sobreproducción. Respira para liberar el mantener el ritmo.

Respira más allá de la piel, los huesos y la identidad que te autoatribuyes. Relájate en tu plenitud durante las últimas respiraciones.

AFIRMACIONES

Creo en mí.

Merezco ser vista(o) y oída(o).

Merezco la felicidad.

Tengo el valor de defenderme.

PREGUNTAS PARA EL TERCER CHAKRA

¿Cómo me siento sobre mí misma(o)?

¿Camino por la vida con confianza y creyendo en mí?

¿Me preocupo más de la cuenta?

¿Me siento fuerte hoy?

¿Renuncio a mi poder con frecuencia?

¿Procrastino o acometo mis tareas?

¿Encuentro propósito en mi trabajo?

CUERPO

❧ Práctica para el tercer chakra ❧

Fortalece y contén la zona lumbar de la columna. Plantéate posturas que estimulen el elemento fuego y conecten con el centro digestivo llevando calidez y atención al ombligo.

RESPIRACIÓN DAN TIAN

Ponte de pie con las piernas separadas y mirando hacia el borde largo de la esterilla, con los dedos de los pies apuntando hacia delante. Afloja las rodillas. Mantén las manos delante del centro del ombligo, el *dan tian* o mar de *qi*, como si sostuvieras una pequeña vasija. Siente que el coxis desciende y que los pies se hunden y se extienden en el suelo. Mientras respiras larga y lentamente hacia el centro del ombligo, siente cómo se expanden la parte baja de la espalda y el ombligo. Imagina en tu centro una flor de pétalos amarillos que se expande en cada inhalación y se contrae y suaviza en la exhalación.

COCODRILO

Túmbate sobre el abdomen con una manta enrollada bajo el centro del ombligo. Quédate aquí y respira hacia la manta. Siente el pulso o latido en el abdomen.

POSTURA DEL NIÑO

En esta variante, lleva la manta entre los muslos y el abdomen y luego flexiónate sobre ella. También puedes cerrar las manos haciendo puños no apretados. Entierra los puños en la parte carnosa del abdomen y masajea suavemente la zona.

SUKHASANA

Siéntate cómodamente en *Sukhasana* para hacer movimientos leves. Coloca tu peso de manera uniforme entre los isquiones izquierdo y derecho. Pon las manos sobre las rodillas y empieza a hacer movimientos de Gato-Vaca. Tras varias rondas, haz un círculo con la columna en el sentido de las agujas del reloj para calentar el centro. Repite los círculos en sentido contrario. Ahora lleva las manos hacia el pecho en gesto de oración. Torsiona el cuerpo hacia la derecha y hacia la izquierda utilizando la fuerza del centro. Finalmente, asiéntate en *Sukhasana* en torsión.

ESFINGE

Túmbate sobre el abdomen, apóyate en los antebrazos y deja que la dureza del abdomen se disipe. Despierta sus llamas con una respiración larga y lenta.

ORUGA CON APOYO

Siéntate con las piernas extendidas. Ponte un *bolster* sobre los muslos y flexiona el torso sobre él.

RODILLA AL PECHO

Abraza la rodilla derecha hacia el pecho y siente la compresión sobre el hígado y el colon ascendente. Pasa un minuto aquí antes de continuar a la siguiente postura.

MEDIO ESTRIBO

Desde Rodilla al pecho, lleva el pie derecho hacia el cielo. Sujeta el pie y tira un poco de él para ayudar a hundir el hueso del muslo hacia dentro y hacia abajo mientras doblas la rodilla. Relaja un poco el agarre del pie.

Afloja el hombro derecho y déjalo caer hacia el suelo.

Repite Rodilla al pecho o el medio Estribo en el lado izquierdo.

TORSIÓN DESDE EL CENTRO

Túmbate sobre la espalda y lleva las rodillas por encima de las caderas con las espinillas paralelas al suelo. Abre los brazos y aprieta una pierna hacia la otra mientras las dejas caer 45 grados hacia la derecha. Quédate aquí. Utiliza tu núcleo para llevar las piernas al centro y luego hazlas girar hacia la izquierda. Repite varias veces antes de reposar finalmente en una torsión con ambas rodillas dobladas.

TERCER CHAKRA

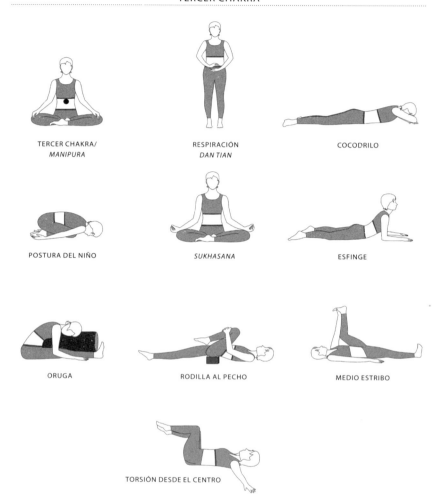

TERCER CHAKRA/
MANIPURA

RESPIRACIÓN
DAN TIAN

COCODRILO

POSTURA DEL NIÑO

SUKHASANA

ESFINGE

ORUGA

RODILLA AL PECHO

MEDIO ESTRIBO

TORSIÓN DESDE EL CENTRO

Cuatro: amar, dar, aceptar

Cuando tu corazón hable, préstale mucha atención.

JUDITH CAMPBELL

MENTE

Anahata chakra.

Anahata: sonido no golpeado o sonido que no se oye

El cuarto chakra, *Anahata*, es el puente donde convergen nuestros mundos interior y exterior. Su trabajo energético es ayudar a amar incondicionalmente, tanto a nosotros mismos como a los demás.

- Ubicación: corazón.
- Gobierna: pulmones y glándula timo, hombros, pecho, parte alta de la espalda.
- Elemento: aire.
- Mantra: *yam.*
- Color: verde.
- Sentido: tacto.
- Palabras: amor, perdón, compasión, interconexión.

CORAZÓN

Ahora visitamos el puente donde convergen nuestros mundos interior y exterior. Desde el ardiente *Manipura* nos metemos en una energía *Anahata* más ligera y amorosa. La compasión, la alegría y el perdón son las cualidades de un cuarto chakra equilibrado. En lo más profundo de este centro de energía que gira, aprendemos a amarnos y aceptarnos a nosotros mismos. Por medio de nuestros brazos y manos, podemos dar y recibir amor y servir sin expectativas. Debido a un trauma, un rechazo o una pérdida, nuestra energía del corazón puede estancarse o bloquearse.

AFIRMACIONES

Puedo perdonarme a mí misma(o) y a otros.

Puedo dar y recibir alegría y amor.

Merezco ser amada(o).

Me amo sin condiciones.

Soy amada(o), soy digna(o) de amor.

PREGUNTAS PARA EL CUARTO CHAKRA

* ¿Estoy abierta(o) a dar y recibir amor?
* ¿Tengo tendencia a anteponer las necesidades de los demás a las mías propias?
* ¿Soy capaz de perdonarme y perdonar a los demás con facilidad?
* ¿Me he aislado o soy codependiente?

CUERPO

❧ Práctica para el cuarto chakra ☙

Céntrate en las extensiones y en la parte alta de la espalda. Cuando extendemos la columna, abrimos los hombros y el pecho, y llevamos literalmente aire a los pulmones para poder respirar con mayor libertad. Presta atención a los pulmones, el esternón, los hombros, los brazos y las manos. El *bhakti* yoga, el yoga de la devoción, está conectado con *Anahata*.

PEZ CON APOYO

Utiliza esta primera extensión para tomar conciencia del centro físico y energético del corazón.

212

TAPPING EN TIMO

Utiliza los dedos índice y corazón para golpear suavemente la zona que rodea al esternón. Así estimularás el timo, ayudarás a aumentar la energía en esta zona y a reforzar tu inmunidad.

VILOMA (ver: respirar)

Con retención en la cima de la inhalación.

LIBERACIÓN SUBESCAPULAR

Recuéstate sobre tu lado derecho con un bloque bajo la axila. Descansa la cabeza en la mano de abajo con el codo doblado. Mécete suavemente de lado a lado sobre el bloque hasta encontrar un punto donde tengas algo de sensación. Quédate en el punto óptimo.

BUDA RECLINADO

Sigue tumbada(o) sobre el lado derecho pero endereza el brazo de abajo con la palma de la mano apoyada en el suelo. El brazo debe estar a unos 30 grados del hombro. Permite

que las costillas derechas caigan hacia el suelo. Pasa a la siguiente postura de nuevo en el lado derecho.

MEDIA MARIPOSA LATERAL

Flexiónate hacia la izquierda para seguir abriendo y estirando el lado derecho del cuerpo. Repite desde la Liberación subescapular hasta la media Mariposa lateral en la izquierda.

CORAZÓN QUE SE DERRITE

Mientras extiendes los brazos hacia el frente, deja que tu corazón se *hamaque* hacia el suelo.

SUKHASANA

Siéntate cómodamente. Comienza con movimientos de Gato-Vaca abriendo y cerrando los brazos. Al inhalar, abre los brazos hacia los lados y empuja el pecho hacia delante. Al exhalar, lleva las manos al centro, junta las palmas y arquea la espalda mientras metes la barbilla. Haz varias rondas sintiendo abrirse la parte posterior del cuerpo. Pasa a una flexión en *Sukhasana* o en Mariposa para abrir la parte posterior del corazón. Siente las costillas liberarse.

TORSIÓN SUPINA

A medida que el cuerpo entra en la torsión, siente cómo el corazón se aligera y se abre al cielo.

CUARTO CHAKRA

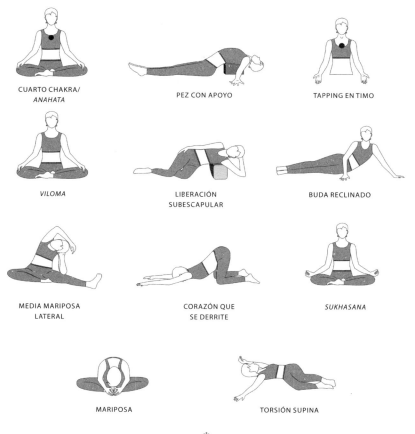

CUARTO CHAKRA/ *ANAHATA*

PEZ CON APOYO

TAPPING EN TIMO

VILOMA

LIBERACIÓN SUBESCAPULAR

BUDA RECLINADO

MEDIA MARIPOSA LATERAL

CORAZÓN QUE SE DERRITE

SUKHASANA

MARIPOSA

TORSIÓN SUPINA

Cinco: verdad, claridad, expresión

Antes de hablar, deja que tus palabras pasen por tres puertas. En la primera puerta, pregúntate: «¿Es verdad?». En la segunda puerta, pregúntate: «¿Es necesario?». En la tercera puerta, pregúntate: «¿Es amable?».

RUMI

MENTE

Vishuddha chakra.

Shuddhi: puro/purificación | *Vi*: un intensificador

El quinto chakra, *Vishuddha*, refleja la claridad y la pureza. Su trabajo energético es guiarnos hacia la autoexpresión auténtica.

* Ubicación: garganta.
* Gobierna: boca, mandíbulas, lengua, garganta, hombros, cuello, glándula tiroides.
* Elemento: sonido y éter, *akasha*.
* Mantra: *ham.*
* Color: azul.
* Sentido: sonido.
* Palabras: verdad, alineación, purificación.

CORAZÓN

En lo profundo de la garganta se halla el quinto centro energético, *Vishuddha*.

En este peldaño de la escalera, nos encontramos con el primero de los chakras superiores o espirituales. Esta morada energética es la intersección entre nuestra vida interior y cómo expresamos o proyectamos nuestra verdad al mundo exterior. *Vishuddha* representa la claridad de la comunicación y la integridad de la palabra.

Cuando está equilibrado, nuestras palabras se encuentran en armonía con nuestros valores y acciones y, a través del lenguaje, expresamos amabilidad, empatía y conexión.

Cuando está desequilibrado, puede que no seamos capaces de expresar o comunicar nuestros deseos y voluntad, y también podríamos sentir que no tenemos autoridad sobre nuestras vidas. Quizá nos volvamos dependientes o nos mostremos necesitados y busquemos atención.

Cuando la energía del centro de la garganta es deficiente, podemos retraernos del mundo por timidez o por no querer comunicarnos con el exterior. Podemos llegar a ser muy críticos con nosotros mismos o con los demás.

Cada pensamiento y emoción que tenemos se expresa externamente a través de nuestras palabras. Nuestra voz tiene el poder de *Vishuddha*; es la forma en que transmitimos al mundo la energía de nuestro paisaje interior. Escogiendo bien nuestras palabras, podemos sanar y empoderar a los demás, perdonar un daño y expresarnos de manera creativa. Podemos pedir aquello que deseamos y establecer límites.

Tómate un momento para pensar qué te gustaría expresar a alguien. Quizá sea algo que sientes que está atrapado en tu interior y que lleva ahí años o décadas, sin acción. Quizá sea decir «te quiero», o «te perdono», o «lo siento».

Tal vez hoy sea el día en que liberemos la toxicidad interior con estos tres mantras amables. No solo poseen el poder de sanar a los demás, sino, lo que es más importante, la capacidad de sanarnos a nosotros mismos.

AFIRMACIONES

Vivo con integridad y autenticidad.
Soy capaz de expresarme y transmitir mis necesidades.

Mis palabras reflejan con honestidad aquello en lo que creo. Tengo derecho a ser oída(o).

PREGUNTAS PARA EL QUINTO CHAKRA

- ¿Qué me gustaría expresar verbalmente al mundo que he estado reprimiendo o que necesita ser expresado/escuchado?
- Mis pensamientos, palabras y acciones ¿están alineados?
- ¿Soy tímida(o) a la hora de hablar o tiendo a dominar las conversaciones?
- ¿Utilizo mis palabras para empoderar y sanar o para atacar y herir?

CUERPO

❧ Práctica para el quinto chakra ☙

Vishuddha se cultiva mediante el poder del mantra. Cuando repetimos el mantra *bija* 'ham' o cantamos *kirtan* o mantras, equilibramos este chakra con la resonancia al igual que si tocásemos las teclas de un instrumento.

Céntrate en posturas que abran o cierren el área de la garganta. Plantéate el mantra y el canto para elevar la vibración tridimensionalmente en el cuello. La Respiración del león puede realizarse independientemente o incorporarse a una de las posturas. Para hacerla, inhala y abre la boca para exhalar con un fuerte sonido «haaaaaa» desde la parte posterior de la garganta mientras sacas la lengua. También puedes utilizar el mantra *bija* 'ham' para ejercitar los músculos del chakra de la garganta.

BHRAMARI

Al final de *Bhramari pranayama*, realiza *Jalandhara bandha*. Inhala profundamente, levanta la garganta y llévala hacia atrás como el cuello de un cisne. Siente que el prana sube y se sella en el cuello. Mantén la respiración. Suelta la barbilla y exhala.

CÍRCULOS DE CUELLO

El cuello es el nexo de unión entre la cabeza y el corazón. Mueve el cuello en un semicírculo sobre el pecho como si estuvieras trazando el contorno de una gargantilla.

ESTIRAMIENTO DE CUELLO

Deja caer la oreja derecha hacia el hombro derecho; puedes descansar levemente la mano derecha sobre la oreja izquierda.

GATO-VACA

Abre y cierra la garganta.

POSTURA DEL NIÑO

Establece tu intención para esta práctica.

ESFINGE

Piensa en cómo colocas el cuello durante el día. ¿La barbilla sobresale hacia delante? Utiliza esta postura para contrarrestar tu patrón diario. Elige mirar hacia abajo, hacia delante o levantar la barbilla y mirar hacia arriba.

MEDIO SILLÍN

Dobla la rodilla derecha hacia atrás y coloca el pie derecho en la parte externa de la cadera derecha. La rodilla izquierda puede estar recta, flexionada con el pie en el suelo o hacia el lado en media Mariposa. Haz el medio Sillín en ambos lados.

PEZ CON APOYO

Esta postura abre la garganta y el pecho. ¿Cómo expresas tus pensamientos y deseos internos al mundo exterior?

CARACOL

Esta postura cierra la garganta. ¿Qué guardas en tu interior que necesita ser expresado?

MAR DE *AUMS*

Invita a las alumnas y alumnos a cantar *aum** a su propio ritmo durante cinco rondas, comenzando y terminando cuando quieran para que el coro de voces se superponga. Siéntate en quietud y absorbe esta energía.

QUINTO CHAKRA

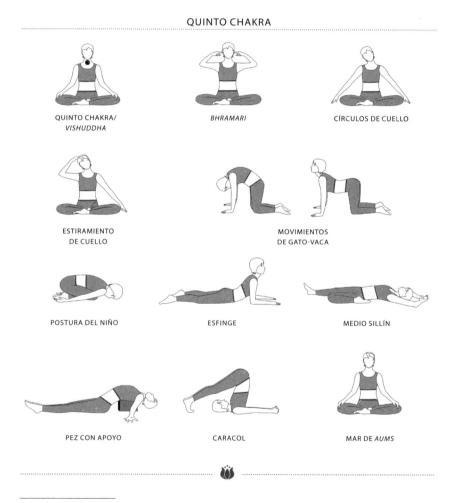

QUINTO CHAKRA/
VISHUDDHA

BHRAMARI

CÍRCULOS DE CUELLO

ESTIRAMIENTO
DE CUELLO

MOVIMIENTOS
DE GATO-VACA

POSTURA DEL NIÑO

ESFINGE

MEDIO SILLÍN

PEZ CON APOYO

CARACOL

MAR DE *AUMS*

---

* N. de la T.: En algunos textos este sonido se transcribe como om. Hemos optado por la opción *aum* porque es la única posible de aplicar en la explicación de la pág. 295.

Seis: visión, claridad, intuición

Los ojos son la ventana del alma.

PROVERBIO TRADICIONAL

MENTE

Ajna chakra.

Ajna: orden, invocación o gurú

El sexto chakra, *Ajna*, representa la autoridad, la percepción y la sabiduría, y a veces se lo denomina chakra del gurú o chakra del tercer ojo. Su trabajo energético es ayudar a conocernos más íntimamente a nivel espiritual, emocional y mental.

- Ubicación: centro de la frente, por encima del nivel de los ojos
- Gobierna: glándula pituitaria, centro del tercer ojo, nuestra capacidad para ver claramente el mundo mediante las lentes de los ojos
- Elemento: luz
- Mantra: *aum*
- Color: violeta
- Sentido: sexto sentido
- Palabras: sabiduría interior, amanecer y atardecer, saber, gurú, sueño

CORAZÓN

La claridad intuitiva y visionaria de *Ajna* se encuentra en lo más profundo de la mente. Este chakra de la visión interior gobierna nuestra capacidad de ver la vida tal y como es, en contraposición a lo que creemos que ocurre. En lugar de limitarnos a mirar, podemos ir más allá de la superficie de la visión miope y condicionada por nuestros miedos y juicios. A través de *Ajna* obtenemos claridad, sabiduría e intuición, y podemos ver la vida con los ojos del alma. En las escrituras antiguas, la persona vidente era la que había obtenido la comprensión al ver más allá de la percepción y en su verdadera naturaleza.

Drishti, en sánscrito, significa tener 'visión' o 'sabiduría'. Al igual que *Ajna*, va más allá del acto físico de mirar a través de nuestra lente de percepción y de las interpretaciones físicas, mentales y emocionales que hacemos de nuestro mundo visual.

Nuestra atención es lo más valioso que tenemos. Adonde van los ojos van, en última instancia, la mente y el cuerpo. Podemos pasar gran parte del día distraídos por la vista, absortos en el mundo que percibimos con los ojos. Los ojos juzgan sin contexto.

Un río es más poderoso como un solo canal que como varios afluentes. *Ajna* nos pide que utilicemos el poder de la visión enfocada más allá de los ojos para traer más claridad y percepción a nuestra vida. Cuando equilibramos la energía en el centro del ojo somos más intuitivos, estamos conectados con la conciencia colectiva, podemos ver las cosas con claridad y simbólicamente más allá de la forma, además de poder visualizar y recordar los sueños.

AFIRMACIONES

Todas las respuestas que necesito ver están en mi interior.
Confío en mi maestra(o) interior.
Veo todas las cosas con claridad.

PREGUNTAS PARA EL SEXTO CHAKRA

- ¿Confío en mi intuición?
- ¿Estoy abierta(o) a recibir nueva información o nuevas formas de enfocar la vida?

- ¿Me confundo fácilmente o tengo dificultades para elegir y tomar decisiones?
- ¿Soy demasiado analítica(o)?
- ¿Tengo claridad mental y de pensamiento?

CUERPO

ᘒ Práctica para el sexto chakra ᘓ

Considera la posibilidad de utilizar un soporte para descansar la frente durante toda la práctica. Concéntrate en llevar la conciencia al espacio entre los ojos mediante el masaje, *Anjali* mudra y el yoga ocular. Anima a las alumnas y alumnos a relajar el contorno de los ojos y el entrecejo, y a mirar hacia dentro durante la práctica. *Drishti* o la práctica de mirar una vela ayuda a relajar los ojos y a concentrar la mente. Prueba las posturas restaurativas, que son tranquilizadoras y enraizantes. Cuando estamos demasiado metidos en la cabeza, las posturas de enraizamiento ayudan a bajar la energía.

POSTRACIÓN COMPLETA

Túmbate sobre el abdomen y extiende las manos hacia el frente de la esterilla en *Chin* mudra. Descansa el centro del tercer ojo en la tierra.

COCODRILO

Sujeta los antebrazos y descansa la frente.

ESFINGE

Elévate sobre los antebrazos. Reflexiona sobre dónde se encuentra tu visión.

POSTURA DEL NIÑO

Mientras descansas la cabeza, mécela suavemente de un lado a otro para masajear la frente.

SEIZA - YOGA PARA LOS OJOS

Siéntate sobre las pantorrillas. Frota las palmas de las manos para calentarlas y luego colócalas sobre los ojos (fig. 1). Golpea suavemente la zona entre los ojos con los dedos índice y corazón (fig. 2). Otra técnica para centrar la mirada en los ojos es el yoga ocular. Mira hacia las siguientes horas: doce en punto, seis, tres, nueve, etc.

COLGADO

Usa un bloque debajo de la frente. Si alguna alumna o alumno no llega a apoyar la cabeza en el bloque, pídele que separe más las piernas.

CIERVO EN TORSIÓN CON APOYO

Haz esta torsión sobre un bolster. Lleva las dos rodillas hacia la derecha, coloca el bolster delante de la cadera derecha, gira el pecho y túmbate sobre él.

LIBÉLULA

Coloca el bolster entre las piernas extendidas y apoya la cabeza sobre el soporte.

LAZO

Cruza la rodilla derecha sobre la rodilla izquierda, apilándolas. Pasa el brazo derecho por debajo del codo izquierdo y entrelaza los brazos uniendo las palmas. Coloca los pulgares sobre el centro del tercer ojo y flexiónate.

CHANDRA Y SURYA BHEDANA

Inhala a través de los canales solar y lunar. Inhala respiraciones largas y lentas por el canal izquierdo. Siente como si llevaras la respiración al espacio entre los ojos. Haz tres inhalaciones y exhalaciones. Cambia al canal derecho y haz tres inhalaciones y tres exhalaciones. Termina con tres respiraciones completas por ambas fosas nasales.

SEXTO CHAKRA

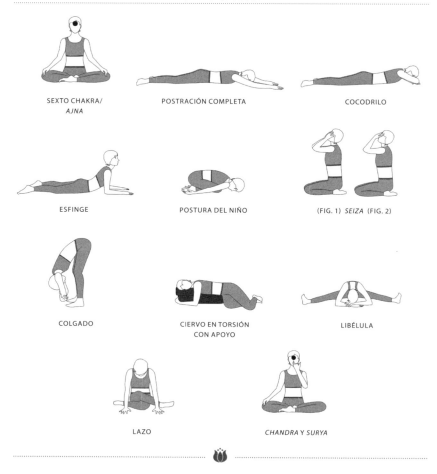

SEXTO CHAKRA/ AJNA

POSTRACIÓN COMPLETA

COCODRILO

ESFINGE

POSTURA DEL NIÑO

(FIG. 1) *SEIZA* (FIG. 2)

COLGADO

CIERVO EN TORSIÓN CON APOYO

LIBÉLULA

LAZO

CHANDRA Y SURYA

Meditación para los chakras

Nyasa significa 'colocar internamente'.

Durante la práctica de *nyasa* colocamos nuestra atención cuidadosamente en un punto del cuerpo. Para esta meditación, situamos la vibración o el mantra en los chakras. Después de cada sonido semilla, siéntate en silencio y escucha en tu interior los *vritti* o pensamientos.

Tómate unos minutos para encontrar un asiento cómodo y una sensación de calma interna.

Lleva tu atención al cerebro y a la médula espinal: siéntete como si estuvieran flotando en un fluido. Al inhalar, sigue la respiración hacia arriba por la columna a través del fluido…, nadando hacia abajo en la exhalación.

Ahora concéntrate en el coxis: cuando inhales, baja la respiración por la columna hasta el coxis… y cuando exhales, visualiza el color rojo… El sonido es *lam*…

Lleva tu atención a la parte baja del abdomen: este es el asiento del segundo chakra… Mientras inhalas, lleva tu atención a la parte baja del abdomen y siente cómo se suaviza. El color es naranja, el sonido es *vam*…

Ahora lleva la energía y la conciencia al plexo solar, la sede de nuestro poder… El color es amarillo; el sonido es *ram*. Lleva la atención al centro del ombligo mientras repites suavemente el sonido *ram*, *ram*, *ram*…

Ahora al corazón: inhala y llénalo de amor y atención. Siente el latido del corazón… Deja que una sombra verde rodee y envuelva tu corazón…. Mientras respiras llena el centro físico y energético del corazón con el sonido *yam*…

Ahora a la garganta: toma una inhalación profunda y cristalina de color celeste en el espacio de la garganta, como si estuvieras trayendo más claridad a esta área. Siente que vibras con la expresión *ham*… llenando tu garganta tridimensionalmente…

Desplázate hacia el centro del cerebro: imagina una luz violeta detrás de los ojos… Atrae toda tu visión hacia este punto y siente la vibración de *aum* que inunda tu cabeza…

Lleva la atención al espacio que se encuentra por encima de la coronilla. Ahí es donde se asienta el loto de mil pétalos: *Sahasrara*.

Ve una luz pura y cristalina que brilla en la parte superior de tu cabeza...

Ahora inhala desde el loto de mil pétalos hasta la base de la columna y exhala desde la raíz hasta la coronilla.

Para finalizar, suelta cualquier esfuerzo y escucha internamente.

Medicina tradicional china

La medicina tradicional china (MTC) se basa en la comprensión de la conexión. La salud humana depende del equilibrio de la mente, el cuerpo y el espíritu y nuestra relación con el mundo exterior.

Estamos vinculados con nuestra familia, nuestros amigos y el conjunto de la sociedad. Las fuerzas de la naturaleza y el mundo físico que habitamos nos modelan de forma intrínseca.

En este sistema médico holístico, se considera que todas las disfunciones o desarmonías del cuerpo, la mente y el espíritu tienen su origen en las relaciones que mantenemos con nosotros mismos y con el mundo en el que vivimos.

En medicina tradicional china existen cinco elementos relacionados con las cinco estaciones (incluido el verano tardío, que se considera una estación distinta del verano). Los cinco elementos son una hoja de ruta que describe tanto el universo exterior de la naturaleza como el mundo interior. Imagínalos como los instrumentos de una orquesta; cada uno debe estar en sintonía con los demás para que la canción sea dulce y para que vivamos una vida en armonía y con salud.

Los elementos son metal, agua, madera, fuego y tierra.

Según la MTC, el ser humano está compuesto de todos estos elementos. Aunque a menudo hay uno más dominante, que es nuestro elemento constitucional. Saber qué elemento somos nos ayuda a comprender nuestras tendencias y a ver nuestros desequilibrios con mayor claridad. Gracias a este conocimiento, podemos regular y comprender nuestro comportamiento y adoptar prácticas que nos permitan mantener el equilibrio.

CARACTERÍSTICAS DE LOS ELEMENTOS

- Metal: disciplinado, con discernimiento, intelectual, preciso, estructurado.
- Agua: autosuficiente, introspectivo, de carácter fuerte, adaptable, exitoso.
- Madera: aventurero, seguro de sí mismo, decidido, competitivo.
- Fuego: carismático, apasionado, enérgico, dramático.
- Tierra: pacificador, negociador, nutricio, con los pies en la tierra.

A la hora de crear temáticas relacionadas con la MTC para tus clases, podrías usar diferentes enfoques:

- ★ Animar a las alumnas y alumnos a adoptar los principios de la estación. Cuando vivimos y trabajamos en armonía natural con nuestras influencias medioambientales, la vida se vuelve más equilibrada. Por ejemplo, en primavera la tierra florece, literalmente, al brotar la naturaleza. ¿Qué planes quieres poner en marcha? ¿Dónde quieres florecer y crecer?
- ★ Trabajar con las características de los órganos. Por ejemplo, si la energía del hígado se desequilibrase, podríamos experimentar sensaciones de estancamiento o frustración. ¿De qué manera podemos transformar esta energía y volcarla en visiones, planificación y producción?

★ Como los órganos van en parejas, también puedes trabajar con este modelo físico general. Por ejemplo, en primavera, elige posturas para la parte interna de las piernas y los costados del cuerpo, ya que inciden sobre los meridianos del hígado y la vesícula biliar.

La MTC adopta una visión holística del órgano en la que se tiene en cuenta sus cualidades físicas, pero también se examinan sus tendencias energéticas, emocionales y psicológicas.

En yin yoga, las posturas actúan aplicando una suave presión en las vías energéticas, lo cual ayuda a eliminar toxinas y a deshacerse el estancamiento energético. Aunque las posturas sugeridas se aplican a trayectorias de meridianos concretos, ten en cuenta que una postura puede afectar y cambiar muchos otros meridianos de energía mediante nuestro sistema fascial interconectado.

Otoño: dejar ir

Nada desaparece hasta que nos ha enseñado lo que necesitamos saber.

PEMA CHÖDRÖN

¿Qué es aquello que necesito dejar ir esta estación?

MENTE

Elemento: metal.   Órgano yin: pulmones.
Emociones: aflicción, tristeza.   Órgano yang: intestino grueso.

TEMÁTICAS PARA EL ELEMENTO METAL

El elemento metal que hay en nosotros nos proporciona nuestro sentido de la autoestima y de la autovaloración. Al igual que el metal añade valor a la tierra, nuestro metal interno nos insta a reconocer nuestro propio valor. Si este elemento se desequilibra internamente, es poco probable que apreciemos nuestros dones y atributos únicos.

El metal da estructura a la tierra y a la persona metal le gusta la estructura, la precisión y la rutina. También disfruta de la limpieza y de tener las cosas en orden, con una cierta tendencia al perfeccionismo.

El metal es brillante y luminoso.

La mente metal es inspiradora, aguda e inteligente. El carácter es fuerte, con criterio y bueno para el análisis.

Cuando está en exceso, el metal puede ser demasiado estricto, rígido o dogmático, y costarle trabajo «dejar ir». Es posible que esta dureza de límites, o coraza, necesite suavizarse para permitir que otros se acerquen.

PREGUNTAS PARA LA PERSONA METAL

- ¿Te sientes valiosa(o), querida(o) y necesaria(o)?
- ¿Puedes dejar ir cuando corresponde?
- ¿Te permites sentir el duelo cuando es necesario?

La observación de los valores, la limpieza y la purga en primavera o las prácticas para dejar ir (como escribir un diario) son valiosas para nuestro elemento metal.

CORAZÓN

En medicina tradicional china, el otoño es la época de soltar, prepararse para el invierno y volver a la tierra. Es un tiempo de descanso y contención.

En esta parte del ciclo, hemos asimilado todo lo que ella nos ofrece. Así que devolvemos la abundancia y la plenitud del verano al suelo para que se descomponga.

La caída de las hojas de los árboles nos recuerda que no siempre podemos estar llenas, que hay un momento en el que debemos soltarlo todo. El árbol se libera y regresa al vacío, listo para comenzar el ciclo de nuevo. La naturaleza nos envía instrucciones para que nos desprendamos de lo que está anquilosado y ya no nos sirve, para que nos volvamos hacia dentro y dejemos de producir y esforzarnos.

CUERPO
PULMONES

Los pulmones físicos controlan la respiración y distribuyen el oxígeno.

En MTC, además de tomar *qi* del cielo, los pulmones también se relacionan con nuestra capacidad de recibir, procesar y filtrar lo que no es necesario. Después de cada inhalación debemos exhalar.

En la antigua medicina china, los pulmones se denominan «el Primer Ministro» y son el hogar del «alma corpórea».

La aflicción es la emoción asociada a los pulmones cuando están debilitados. En ese mismo hermoso despliegue de las hojas de otoño que danzan cayendo al suelo, la aflicción y la tristeza también deben ser procesadas y liberadas para que caigan hacia la tierra.

INTESTINO GRUESO

El intestino grueso absorbe los líquidos y libera todo lo que ya no es necesario en cuestión de alimentos, toxinas y emociones. De esta forma se limpia el cuerpo, la mente y el espíritu.

Los pulmones y el colon trabajan en armonía. Los pulmones toman el aire puro y fresco del otoño y el colon se deshace de los residuos.

Tenemos que poder hacer las dos cosas en la vida: recibir y soltar.

Tanto el meridiano del pulmón como el del intestino grueso se estimularán al centrarnos en posturas que abren la parte frontal del abdomen, además del pecho y el borde anterior de los brazos:

- ★ Media Mariposa lateral.
- ★ Postura del Niño con rodillas abiertas en torsión.
- ★ *Bananasana* con brazos estirados por encima de la cabeza.
- ★ Corazón que se derrite.
- ★ Cola del Gato.

Las posturas de yin son principalmente para la parte inferior del cuerpo. Aquí tienes unas cuantas posturas yin para la parte superior que pueden utilizarse con el fin de incidir sobre los meridianos del pulmón e intestino grueso:

- ★ Alas Rotas, prona o desde la postura del Niño.
- ★ Alas Abiertas, la variante de un brazo de las Alas Rotas.
- ★ Variantes del Lazo sentado:
  - • Brazos de Cara de Vaca.
  - • Brazos de Águila.
  - • Namasté reverso.

⟩ Secuencia de otoño ⟨

CORAZÓN QUE SE DERRITE

Comienza la práctica abriendo los brazos y los hombros. Siente las axilas derretirse. Presta atención al nervio mediano, que recorre el interior del brazo desde el hombro hasta la muñeca y la mano. En el Corazón que se derrite:

- Aprieta y suelta los dedos de la mano suavemente.
- Estira el pulgar separándolo del índice.
- Levanta la base de la mano pero mantén las raíces de los nudillos de los dedos apoyadas.

Siente cómo las acciones y la energía de los movimientos de las manos ascienden hacia los hombros.

POSTURA DEL NIÑO EN TORSIÓN

Entra en la postura del Niño con las piernas separadas. Pasa el brazo derecho por debajo del pecho y gira un poco hacia la izquierda. Mantén la cabeza suave y apoyada.

ALAS ABIERTAS

Túmbate sobre el abdomen y extiende el brazo derecho hacia el lado, en línea con el hombro. Coloca los dedos de la mano izquierda en el suelo junto al pecho izquierdo como si fueras a hacer la Cobra a la izquierda. Dirige el talón izquierdo hacia el isquion izquierdo y rueda sobre tu lado derecho como un lápiz. Tu pie izquierdo puede tocar el suelo. Si es demasiado intenso, rueda hacia delante para salir de la postura un poco.

ELEVACIONES DE COBRA

Vuelve a rodar para apoyarte sobre el abdomen y arquea la espalda entrando en Cobra o Foca. Fluye con la respiración subiendo y bajando durante tres ciclos.

Repite las Alas abiertas en el otro lado y haz después las elevaciones de Cobra fluidas.

COLA DEL GATO

Gírate para recostarte sobre el lado derecho y apoya la cabeza en el brazo. Dobla la rodilla izquierda y ponla en el suelo frente a ti. Lleva la mano izquierda hacia atrás y mira a ver si puedes agarrar el tobillo o el pie derecho. Ahora échate hacia atrás y hacia el suelo.

BANANASANA

Desplaza la pelvis hacia el centro de la esterilla. Las piernas se quedan juntas y estiradas. Lentamente lleva los brazos por encima de la cabeza, estirados en el suelo. Desde aquí empiezas a caminar en pasos pequeños con las manos y los pies hacia la derecha, formando la silueta de un plátano o un cangrejo; quizá quieras agarrar la muñeca izquierda con la mano derecha y tirar con suavidad.

PEZ CON APOYO

Coloca un *bolster* o un bloque debajo de la espalda media. Asegúrate de que la cabeza y la garganta están cómodas mientras te inclinas hacia atrás sobre el apoyo. Practica la respiración en tres partes en esta postura. Imagina que llenas tus pulmones desde la base hacia arriba. Inhala hacia la parte inferior de los lóbulos, haz una pausa, inhala un poco más hacia la mitad de los pulmones, haz una pausa y, finalmente, llénate de aire hasta la parte superior. Deja que la respiración salga. Repite varias veces más.

SAVASANA O PENTÁCULO

OTOÑO

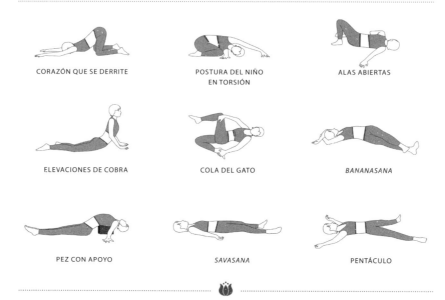

CORAZÓN QUE SE DERRITE

POSTURA DEL NIÑO
EN TORSIÓN

ALAS ABIERTAS

ELEVACIONES DE COBRA

COLA DEL GATO

BANANASANA

PEZ CON APOYO

SAVASANA

PENTÁCULO

Invierno: reserva de agua

Libera la tensión para propiciar la relajación.
Libera el miedo para tener valentía.
Libera la resistencia para que puedas fluir alrededor
de las montañas que surjan en tu camino.
Libera la indecisión para que puedas cultivar más certeza.
Libera el ajetreo para favorecer la sanación.

¿De qué manera me presiono a mí misma(o)?

MENTE

Elemento: agua.

Órgano yin: riñones.

Emociones: miedo, valentía.

Órgano yang: vejiga.

TEMÁTICAS PARA EL ELEMENTO AGUA

Las personas que se caracterizan por el elemento agua tienen una energía creativa, artística, suave y fluida. También cuentan con fuerza y determinación y les gusta salir de su zona de confort. Al poseer enormes cantidades de energía para llegar a donde quieren fluir en la vida, es posible que inviertan en ello demasiado tiempo y energía, hasta llegar a agotarse.

Cuando está en equilibrio, el elemento agua amplifica nuestra sabiduría, gentileza, soltura y flexibilidad.

El agua es el fluido que yace enterrado y oscuro bajo la superficie de la tierra y que contiene todo nuestro potencial y potencia para movernos por la vida. El elemento agua rige el nacimiento, así como la vida y su esencia que, conocida como *jing*, se almacena en los riñones.

PREGUNTAS PARA LA PERSONA AGUA

- ¿Utilizas sabiamente los recursos de tu mente y tu cuerpo sin agotarlos?
- ¿Haces elecciones para simplificar tu vida cuando es posible?
- ¿Incluyes en tu vida periodos de descanso y tiempo no estructurado?

La gestión del estrés, la monitorización de los niveles de energía y traer equilibrio a la vida son prácticas que armonizarán nuestro elemento agua.

CORAZÓN

A medida que los días se vuelven más oscuros y cortos, la naturaleza nos invita a ir hacia dentro en la más yin de todas las estaciones, el invierno. Ahora llega una época del año perfecta para cargar de energía nuestras reservas mediante lo nutricio de las posturas yin.

En medicina tradicional china, el invierno es una época de descanso, reflexión, restauración y almacenamiento. Nuestra capacidad de trabajar y descansar se equilibra gracias a los órganos más internos, los riñones.

Con el agotamiento, ya sea mental, físico o emocional, podemos consumir las reservas del cuerpo y «agotar» nuestra esencia vital.

CUERPO

LOS RIÑONES

Los riñones son dos órganos con forma de alubia y del tamaño de un puño. Se encuentran justo debajo de la caja torácica a cada lado de la columna vertebral. Los riñones filtran y desintoxican los fluidos del cuerpo, incluyendo la sangre, la linfa, los fluidos sinoviales, los cerebroespinales y los intersticiales.

Una energía del riñón saludable proporciona una respuesta interna similar a la del sistema inmunitario en nuestro organismo. Si se fuerzan o se agotan las reservas de energía, tanto física como mentalmente, se producirá un desequilibrio en la energía de los riñones. El miedo, el letargo y el dolor lumbar son señales comunes de agotamiento del riñón.

Las posturas que estimulan la parte interna de las piernas, los aductores y la parte anterior del cuerpo inciden sobre el meridiano del riñón:

* Mariposa.
* Lazo.
* Barco Pontón para *hamacar* los riñones.
* Libélula.
* Rana.
* Sillín.
* Foca y Esfinge.

LA VEJIGA

En MTC, la vejiga se denomina «Ministro de la Reserva» y es la responsable de almacenar y excretar los fluidos de desecho urinario que bajan desde los riñones.

Como sistema energético, el canal de la vejiga recorre toda la espalda a ambos lados de la columna e influye sobre el sistema nervioso regulando la respuesta de lucha o huida. Se dice que liberar la energía de la espalda y trabajar con ella ayuda a soltar la tensión almacenada, tanto física como psicológicamente.

El estrés, el miedo y el exceso de trabajo son los enemigos de esta línea de energía.

Las posturas que estimulan la parte posterior del cuerpo, incluidos los isquiotibiales, trabajan el meridiano de la vejiga:

* Posturas en flexión.
* Postura del Niño.
* Colgado.
* Mariposa.
* Foca y Esfinge.
* Caracol.

❧ Secuencia de invierno ☙

Pon en la práctica muchas Integraciones y espacios para enfatizar el concepto de la no acción.

LLAMANDO A LA PUERTA DE LA VIDA

Así se tonifica la zona del riñón.

(Ver: movimientos yang).

MARIPOSA

Estírate y respira hacia las reservas de vida.

BARCO PONTÓN

Esta postura ayuda a tomar conciencia de la zona física de

los riñones. Permite que la parte baja de la espalda se suavice y relaje. Pon las piernas en Mariposa para estimular la parte interna de los muslos.

MEDIA MARIPOSA

Ejercita la parte interna de las piernas y la línea posterior del cuerpo. Prueba estas variantes:

- Dobla la pierna derecha hacia atrás.
- Mantén la planta del pie contra la pierna izquierda.
- Flexiónate hacia el centro entre las piernas.
- Flexiónate sobre la pierna extendida.

MEDIO SILLÍN

Ve directamente al medio Sillín con la rodilla derecha aún doblada hacia atrás. Utiliza un bloque debajo de la espalda para comprimir la zona del riñón. Rodilla al pecho con un bloque debajo del sacro es una buena alternativa.

Repite la media Mariposa o el medio Sillín en el lado izquierdo.

FOCA O ESFINGE

Para estimular las líneas posterior y anterior del cuerpo. Siente también una suave compresión en la parte baja de la espalda alrededor de la zona del riñón.

POSTURA DEL NIÑO

Siente la compresión a lo largo de la línea anterior del abdomen y la columna y el redondeo de la capa posterior.

SAVASANA

Imagínate flotando en agua. El agua atrae, es femenina y es capaz de suavizar el elemento más duro al tiempo que se puede mover alrededor de cualquier obstáculo con elegancia. El agua libera y el agua cede.

INVIERNO

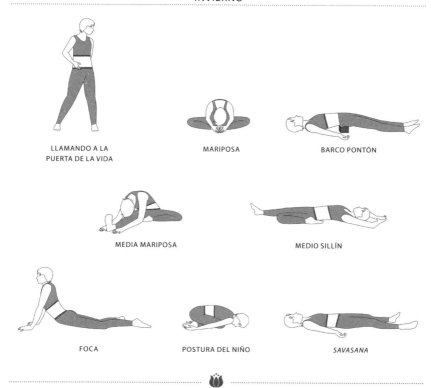

LLAMANDO A LA
PUERTA DE LA VIDA

MARIPOSA

BARCO PONTÓN

MEDIA MARIPOSA

MEDIO SILLÍN

FOCA

POSTURA DEL NIÑO

SAVASANA

Primavera: época de crecimiento

Podrán cortar todas las flores, pero no podrán detener la primavera.

PABLO NERUDA

¿Qué quiero ver florecer y crecer?

MENTE

Elemento: madera.

Emoción: ira.

Órgano yin: hígado.

Órgano yang: vesícula biliar.

239

TEMÁTICAS PARA EL ELEMENTO MADERA

Las personas madera pueden ser creativas y tener seguridad en ellas mismas. Si la persona madera está equilibrada, buscará el crecimiento, la expansión y el liderazgo, al tiempo que muestra cierta flexibilidad, como el bambú. Su naturaleza tiende a ser asertiva y extrovertida. Es como un árbol generoso y de buen corazón con una visión positiva de la vida.

Cuando está desequilibrada, la persona del elemento madera puede volverse irritable, frustrada y experimentar ira. ¿Te imaginas sentirte estancada(o) y retenida(o), o que tus planes de vida se frustren continuamente cuando quieres cambiar y crecer?

Para que cualquier planta crezca bien, la salud de la tierra es lo más importante. Y al igual que ocurre con la tierra, la salud de la mente depende de cómo la alimentemos.

Para establecer objetivos claros, para encontrar nuestro propósito o progresar en nuestro camino espiritual es esencial que cubramos las malas hierbas que más persisten (como las de la confusión, la duda, la frustración o la irritabilidad) con semillas de claridad, concentración y perseverancia.

Si cuidamos el jardín de nuestra mente, brotarán las flores de la claridad, la inspiración y la creatividad.

PREGUNTAS PARA LA PERSONA MADERA

- Cuando te enfrentas a un obstáculo, ¿observas claramente todas las opciones y ganas perspectiva primero?
- ¿Puedes hacer planes y tomar decisiones para impulsar tu propósito y tus objetivos en la vida?
- ¿Eres capaz de equilibrar tu estado de ánimo y tu energía?
- ¿Consigues adaptarte y ceder? ¿Logras ser flexible?

La meditación caminando, especialmente entre árboles, fortalece el aspecto madera de nuestro ser. Las prácticas que te ayuden a ceder y adaptarte, o a soltar el estrés y el estancamiento, aliviarán la sensación de estar atrapado. Este elemento responde bien al tiempo libre y la meditación.

CORAZÓN

El elemento de la primavera es la madera.

El poder de la madera es vertical, estable, persistente y lleno de potencial. La semilla del árbol encierra el ADN de nuestro potencial y el florecimiento de nuestros deseos.

La madera permanece en letargo durante el invierno. Y de repente, hay una urgencia en la calidez que emerge de la naturaleza. Como una semilla que intenta abrirse paso a través de su cáscara, o un capullo que brota para florecer, el deseo de nacer y moverse hacia la luz es palpable.

Desde el yin más subterráneo al yang en tierra firme, la naturaleza llama a la creación y a la actividad después de haber descansado su energía durante el invierno. La madera se expande, se eleva y nos brinda crecimiento, cambio, metas, productividad y juventud.

La primavera es el momento de dar vida a nuestras visiones y de establecer objetivos.

Cuando la semilla intenta atravesar la superficie de la tierra, puede tener la sensación de estar «atrapada». Estos dolores de crecimiento de la primavera nos recuerdan que al crecer, como le ocurre a un pez que nada a contracorriente, siempre hay aspectos difíciles que debemos superar cuando intentamos avanzar hacia una versión más luminosa de nosotros mismos.

CUERPO

En MTC, los órganos asociados con la primavera son el hígado y la vesícula biliar. El hígado almacena la sangre y suaviza nuestro *qi* para que no estemos demasiado tensas ni inquietas. Cuando estos órganos funcionan de forma armoniosa, nos parecemos al bambú: arraigado y flexible, pero muy fuerte.

HÍGADO

El hígado es el «General del Ejército» y el «Oficial de la Planificación Estratégica», ya que almacena la sangre y guía a *qi* por el cuerpo. En la energía del hígado reside la visión de nuestras vidas y las direcciones que debemos tomar. El hígado se relaciona con la ira, la frustración y el resentimiento. Si se canalizan sabiamente, estas emociones también nos despejan y se pueden orientar hacia la creatividad.

Incide sobre las ingles y la parte interna de las piernas, su lado «yin».

* Cisne.
* Lazo.
* Libélula.

* Enhebrar la Aguja.
* Rana.

VESÍCULA BILIAR

La vesícula biliar es un órgano pequeño con forma de pera que se encuentra justo debajo del hígado y almacena la bilis que este produce.

La capacidad de sentirnos respaldados a la hora de tomar decisiones se almacena en la energía del «Oficial vesícula biliar», que nos ayuda a decidir de forma inteligente, sopesando nuestras opciones, y nos da valor para elegir y tomar las decisiones que más nos convienen. La indecisión y desanimarse fácilmente son señales de debilidad en la vesícula biliar. Mientras que el hígado se considera el General, la vesícula biliar es su mano derecha en todas las decisiones críticas, desde la correcta circulación de la sangre hasta la capacidad de digerir tanto los alimentos como las emociones.

Incide sobre la parte externa de las piernas (el lado yang) y los costados del cuerpo.

★ *Bananasana.*
★ Torsiones.
★ Lazo lateral.

❧ Secuencia de primavera ☙

Anima a los alumnos a modificar las posturas y a que regulen y modifiquen sus niveles de energía.

Se puede añadir *Viloma pranayama* al inicio o antes de *Savasana*. (Ver: respirar).

MARIPOSA SUPINA

Para despertar la energía sutil dentro de los canales más internos de las piernas.

ENHEBRAR LA AGUJA

Estimula suavemente la línea externa de las piernas. Haz ambos lados.

CISNE DORMIDO

Incide tanto sobre el meridiano de la vesícula biliar como sobre el del hígado. Comienza con la pierna derecha doblada.

MEDIA MARIPOSA LATERAL

Lleva la pierna izquierda en contacto con el pie derecho. Inclina el cuerpo sobre la pierna izquierda para incidir principalmente sobre la vesícula biliar.

BANANASANA

Lleva los pies hacia la esquina inferior izquierda de la esterilla y el torso hacia la esquina superior izquierda. Continúa el estiramiento de forma descendente por el canal derecho de la vesícula biliar.

Repite de Cisne Dormido a *Bananasana* en el lado izquierdo.

LIBÉLULA

Separa las piernas lo suficiente para que puedas tener sensación en su parte interna. Flexiónate hacia el centro y utiliza un apoyo en caso de que lo necesites. Si esta postura es demasiado fuerte, prueba la variante de las Piernas elevadas en la pared.

RANA

Incide sobre las ingles y el meridiano del hígado. Usa un *bolster* o un bloque debajo del torso.

PRIMAVERA

MARIPOSA SUPINA

ENHEBRAR LA AGUJA

CISNE DORMIDO

MEDIA MARIPOSA
LATERAL

BANANASANA

LIBÉLULA

RANA

Verano: alegría plena

*En medio del invierno, me di cuenta de que
había dentro de mí un verano invencible.*

ALBERT CAMUS

¿Cómo expreso la alegría?

MENTE

Elemento: fuego.

Emociones: alegría, vitalidad.

Órgano yang: intestino delgado,
triple calentador.

Órgano yin: corazón, protector del corazón/pericardio.

TEMÁTICAS PARA EL ELEMENTO FUEGO

Nuestro elemento fuego nos permite manifestar los atributos positivos de la pasión, la vivacidad y la alegría de vivir. La persona fuego quiere hacer felices a los demás y le gusta ser el alma de la fiesta. Cuando se desequilibra, puede oscilar entre estar arriba o abajo, abierta o cerrada, como si fuera un termostato que responde a sus propias llamas internas. Cerrar el corazón para protegerse de las heridas y caer en la tristeza y la soledad son síntomas de que el elemento fuego está desequilibrado.

PREGUNTAS PARA LA PERSONA FUEGO

- ¿Eres capaz de dar y responder adecuadamente a las tareas que se te presentan?
- ¿Te sientes cálida(o), generosa(o) y cariñosa(o) con los que te rodean?
- ¿Puedes recibir compasión y amor por igual?

245

Las prácticas que ayudan a la persona fuego a bajar la guardia y relajarse un poco suavizarán su calor interior. Las prácticas de concentración que la ayudan a centrarse dirigirán su energía hacia los canales adecuados.

CORAZÓN

Según dejamos atrás la fresca primavera, nos acercamos a las cualidades veraniegas de amplitud, brillo y plenitud.

La flor alcanza la madurez tras abrirse paso a través de la oscura tierra para llegar a brillar con fuerza. Es un momento de alegría y apertura en el que mostramos entusiasmo por la vida. Es entonces cuando el elemento fuego arde con fuerza y hace que las semillas de nuestras visiones y planes fructifiquen. Son momentos en los que debemos permitirnos dar nuestros frutos para que nos acompañen a lo largo del año. Cuando se recurre a la calidez del fuego, podemos dar y recibir amor y alegría.

Uno de los *Brahma viharas*, *mudita*, significa ser capaz de sentir alegría o felicidad desde el interior. *Mudita* no depende de nuestras circunstancias vitales ni de nada que exista externamente. Todos poseemos la capacidad interna de vivir con alegría. A veces puede parecer que esta chispa de vida es tenue. En MTC, *shen*, nuestro espíritu innato, es la fuente de toda alegría. *Shen* se aloja en el meridiano del corazón y, como *miles de veranos internos*,[*] nunca puede extinguirse. Cuando nos abrimos a través del meridiano del corazón, damos paso a una disposición más luminosa y podemos subir el volumen de la dicha interior. A medida que elevamos o abrimos nuestro corazón, el sol puede penetrar con mayor facilidad, infundirnos luminosidad interior y conectarnos de nuevo con la cuna de la alegría.

---

[*] N. de la T.: En referencia a la cita de Camus.

La verdadera prueba de *mudita* es expresar alegría sincera y pura por los demás cuando tienen éxito, al tiempo que celebramos los regalos de nuestra vida.

CUERPO

EL CORAZÓN

Desde el punto de vista anatómico, el corazón desempeña un papel importante en la regulación de la sangre y la circulación.

En MTC se considera que el corazón es el «Gobernador del Reino» y el organizador central de nuestro ser. En esta disciplina, el corazón y la mente no se contemplan como entidades separadas, sino que este sofisticado órgano es el procesador de las emociones y los pensamientos. Los pensamientos y sentimientos negativos o positivos pueden alterar el latido del corazón y cambiar el estado del sistema nervioso haciéndolo pasar del reposo a la acción en un solo latido.

El corazón establece el ritmo constante de nuestra vida. Las llamas necesarias para mantener vivo su latido no deben arder sin control ni palidecer hasta convertirse en brasas. La chispa del corazón es la chispa de la totalidad de nuestra maquinaria y puede darnos la capacidad de amar, actuar y estar vivas en el mundo.

La aceptación, el amor propio, la armonía, la paz y la conexión son cualidades de la energía equilibrada del corazón.

INTESTINO DELGADO

En medicina occidental, el intestino delgado es una barrera semipermeable que clasifica los sólidos y los líquidos en nutrientes útiles o en residuos que deben eliminarse.

En MTC, la capacidad de separar lo «puro» de lo «impuro», de tener claridad mental y de tomar decisiones éticas se atribuye al intestino delgado. Por lo tanto, puede considerarse como el órgano del discernimiento, aquel que decide lo que es útil y lo que debe descartarse.

MERIDIANOS DEL CORAZÓN Y EL INTESTINO DELGADO

Incide en la parte superior del cuerpo mediante extensiones, posturas para los hombros y la parte interna y externa de los brazos. Cualquier postura en que los brazos estén completamente extendidos incidirá sobre ambos meridianos. Anima a las alumnas y alumnos a explorar las cualidades de alegría (corazón) y vitalidad (intestino delgado) desde dentro.

- ★ Alas Rotas.
- ★ Trabajo con muñecas.
- ★ Mesa en torsión.
- ★ Brazos de Águila o brazos de Cara de Vaca.
- ★ Corazón que se derrite.
- ★ Libélula lateral.
- ★ Pez con apoyo.
- ★ Corazón que se derrite.
- ★ Pez.
- ★ Mariposa.

❧ Secuencia de verano ☙

Como se trabaja mucho de rodillas, ofrece una manta para amortiguarlas.

Propón un Perro bocabajo para aflojar y relajar las rodillas entre posturas.

ESTIRAMIENTO DE CUELLO

Siéntate cómodamente y deja caer la oreja izquierda hacia el hombro izquierdo al tiempo que extiendes el brazo derecho hacia la derecha a unos 30 grados de la cadera derecha. El estiramiento de cuello también se puede hacer en el Lazo.

ALAS ROTAS

Túmbate sobre el abdomen y cruza el codo derecho por delante del codo izquierdo. Deja caer la cabeza hacia el suelo o sobre un bloque. Repite en el lado izquierdo.

VARIANTE DE LA ESFINGE

Túmbate en la Esfinge y abre la pierna derecha hacia fuera en un ángulo de 90 grados. Desplaza la parte superior del cuerpo un poco hacia la derecha para crear curvatura espinal. Repite en el lado izquierdo.

FOCA

Para estirar la línea anterior del cuerpo y abrir el pecho y el diafragma. Extiende y afianza los brazos para elevar el pecho del suelo.

MESA EN TORSIÓN

Posiciona las caderas justo encima de las rodillas. Inhala, levanta el brazo derecho hacia el cielo; exhala, pásalo por debajo del cuerpo hacia la izquierda y pon el peso sobre el brazo derecho. Existen diferentes opciones para esta postura. El brazo izquierdo se puede pasar por detrás de la espalda para agarrar la parte superior del muslo derecho con la mano. La pierna izquierda se puede extender lateralmente de forma que el pie esté en línea con la cadera izquierda.

CORAZÓN QUE SE DERRITE

Esta postura se puede hacer con los dos brazos o solo con uno. Deja que el corazón se *derrita*. Repite la Mesa en torsión hacia la izquierda.

LIBÉLULA LATERAL

Siéntate con las piernas separadas. Gira las costillas del lado derecho hacia el muslo derecho, coloca el codo sobre el muslo o un bloque y apoya la cabeza en la mano. Inclínate lateralmente hacia la derecha. El brazo izquierdo puede pasar por encima de la oreja izquierda o doblarse por detrás de la parte baja de la espalda.

TORSIÓN SUPINA

Mientras dejas caer las rodillas hacia la derecha, extiende el brazo izquierdo a lo largo del suelo hacia la oreja izquierda para estimular el meridiano del corazón.

PEZ CON APOYO

Incide sobre el pecho y los hombros. Accede a la fuente de tu alegría. Al elevar el pecho hacia el cielo, siente que la alegría satura y permea la totalidad de tu ser. Utiliza apoyo debajo de la parte alta de la espalda y asegúrate de que la cabeza y el cuello están cómodos. Las piernas pueden estar en la Mariposa, en *Sukhasana* o extendidas.

PENTÁCULO

¿Cómo quiero expresar la alegría hoy, esta semana, en esta vida?

VERANO

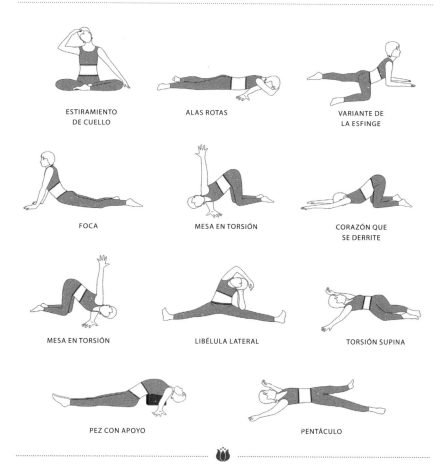

ESTIRAMIENTO DE CUELLO

ALAS ROTAS

VARIANTE DE LA ESFINGE

FOCA

MESA EN TORSIÓN

CORAZÓN QUE SE DERRITE

MESA EN TORSIÓN

LIBÉLULA LATERAL

TORSIÓN SUPINA

PEZ CON APOYO

PENTÁCULO

Verano tardío: tiempo de cosecha

Hay mil formas de arrodillarse y besar el suelo,
hay mil maneras para volver a casa otra vez.

RUMI

¿De cuántas maneras recibo apoyo en mi vida?

MENTE

Elemento: tierra.

Emociones: ansiedad, satisfacción.

Órgano yin: bazo.

Órgano yang: estómago.

TEMÁTICAS PARA EL ELEMENTO TIERRA

Al igual que la tierra es la cuidadora nutricia de todo, la persona del elemento tierra está continuamente comprobando si las necesidades de los demás están cubiertas, si se las cuida, alimenta y ama. Si se han criado en un entorno afectuoso y cariñoso, les resulta natural transmitir esta nutrición. Si su experiencia fue otra, la parte tierra que no ha sido cuidada reclamará continuamente amor, empatía y atención.

Estas personas tienen los pies en la tierra, son pacificadoras, consideradas y solidarias. Sin embargo, si su saldo personal de cuidados no está cubierto, pueden volverse autoritarias, proteccionistas, necesitadas y a menudo se preocupan sin parar. Si no se repone, este elemento se agota rápidamente.

PREGUNTAS PARA EL ELEMENTO TIERRA

- ¿Cuándo te has sentido desatendida(o), o que tus necesidades no estaban cubiertas?
- ¿Te preocupas innecesariamente?

* ¿Vas más allá de lo saludable para atender las necesidades de los demás?

Cualquier práctica que nutra ayudará a equilibrar y apoyar el elemento tierra. La soledad, las posturas con apoyo y yin son medicinas para la gente tierra.

CORAZÓN

Desde el fuego en la cúspide del verano, comenzamos a descender de nuevo a tierra. Este periodo de transición es una época de cosechas, de abundancia y de sensación de plenitud. Lo que antes era solo una semilla, una intención, ahora se realiza plenamente.

En esta época del año, la estación nos llama a regresar a casa para nutrirnos y repararnos. Si no logramos encontrar nuestro centro, quizá nos preocupemos obsesivamente y demos vueltas en círculos inútiles, incapaces de encontrar un camino claro. Tal vez procesemos en exceso los pensamientos y las acciones y demos a otros más de la cuenta en detrimento propio.

CUERPO

El estómago y el bazo digieren y distribuyen los nutrientes por todo el cuerpo.

EL ESTÓMAGO

Al estómago se lo denomina «Ministro del Molino», pues es el responsable de proporcionar energía a todo el cuerpo cuando inicia el proceso digestivo. Los chinos llaman a esta función «maduración y putrefacción». El estómago madura y descompone la comida para que el bazo pueda seguir refinando estas materias primas hasta convertirlas en sustancias vitales. Energéticamente, extrae los nutrientes de la comida y los líquidos y los envía hacia abajo. El bazo envía extractos de energía pura hacia arriba a los pulmones.

El meridiano del estómago baja por la parte anterior del cuerpo y las piernas.

Incide sobre los cuádriceps y la parte anterior del cuerpo.

★ Dragón elevado para los flexores de la cadera.
★ Barco Pontón.
★ Sillín.

BAZO

En medicina occidental, la función principal del bazo está relacionada con el sistema linfático e inmunitario. Es el encargado de mantener nuestros tejidos, músculos y pensamientos hidratados, flexibles y adaptables. El bazo actúa como un gran ganglio linfático al producir y almacenar glóbulos blancos, limpiar la sangre y contribuir a la inmunidad, al tiempo que elimina glóbulos rojos viejos. La preocupación y el pensamiento excesivo son las principales causas de agotamiento del bazo.

En MTC se le conoce como el «Oficial del Transporte». Una vez que el estómago ha descompuesto y transformado los alimentos, el bazo los metaboliza en nutrientes y *qi* utilizables, y luego transporta dicha esencia alimentaria a los demás órganos.

Si se desequilibra, nos podría resultar imposible concentrarnos o recordar. No poder acceder a las experiencias y pensamientos de la mente puede conducir a la frustración. La anticuada expresión «ventilar el bazo»* se utiliza cuando alguien da rienda suelta a su frustración acumulada.

---

* N. de la T.: La expresión en inglés es *venting the spleen* y no tiene equivalente en castellano.

El meridiano del bazo comienza en el dedo gordo del pie, sube por la parte interna de la pierna junto al meridiano del hígado, atraviesa la ingle y llega al torso, donde entra en el estómago y el bazo, sube hasta el diafragma, el pecho y el corazón, y finalmente llega a la raíz de la lengua.

Incide sobre la parte interna de las piernas y las ingles para estirar, comprimir y estimular el meridiano del bazo.

★ Cisne Dormido.
★ Cola del Gato.
★ Libélula.

᠅ Secuencia de verano tardío ᠅

Esta secuencia alterna entre posturas asimétricas y contraposturas simétricas.

Termina con posturas simétricas, tanto para el meridiano del bazo como el del estómago.

MEDIO SILLÍN

Esta postura incide sobre los meridianos del estómago y del Bazo en su recorrido por los muslos.

ESFINGE

Céntrate en la compresión del abdomen y en estirar las piernas hacia atrás. Enrolla el extremo de tu esterilla y túmbate sobre el rollo, ya sea en la Esfinge o el Cocodrilo, para sentir más compresión en la línea anterior y menos en la posterior.

SERIE DE DRAGONES

Variaciones del Dragón mantenidas un minuto:
• Dragón elevado.
• Dragón sobrepasando.
• Dragón en vuelo bajo.
• Dragón en torsión.

POSTURA DEL NIÑO CON LAS PIER-
NAS SEPARADAS

Favorece el fluir de la energía por el canal interno de la pierna. Al adentrarnos en nuestras posturas, percibimos un repunte hacia arriba; es el apoyo de estar profundamente sostenidos por la tierra que hay debajo de la tierra.

SERIE DE LIBÉLULAS

Usa las variantes de la Libélula para incidir sobre el meridiano del bazo en la parte interna del muslo:

- Libélula en torsión derecha.

- Libélula en torsión izquierda.
- Libélula en flexión sobre la pierna derecha, sobre la pierna izquierda y hacia el centro.

MARIPOSA

En esta postura, ¿puedes sentir que todas tus necesidades han sido satisfechas?

SILLÍN

Al abrir y soltar la línea frontal del cuerpo, siente como si todas tus preocupaciones lo abandonaran.

SAVASANA

VERANO TARDÍO

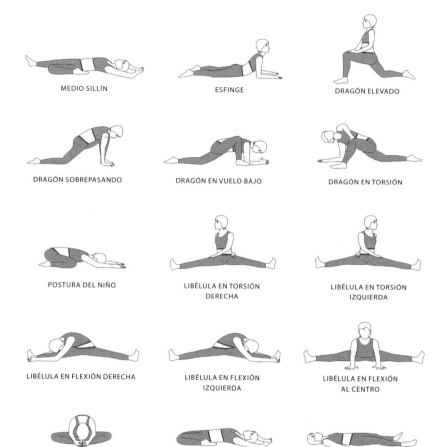

MEDIO SILLÍN

ESFINGE

DRAGÓN ELEVADO

DRAGÓN SOBREPASANDO

DRAGÓN EN VUELO BAJO

DRAGÓN EN TORSIÓN

POSTURA DEL NIÑO

LIBÉLULA EN TORSIÓN
DERECHA

LIBÉLULA EN TORSIÓN
IZQUIERDA

LIBÉLULA EN FLEXIÓN DERECHA

LIBÉLULA EN FLEXIÓN
IZQUIERDA

LIBÉLULA EN FLEXIÓN
AL CENTRO

MARIPOSA

SILLÍN

SAVASANA

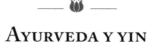

AYURVEDA Y YIN

Los iguales se atraen, los opuestos se equilibran.

Hace miles de años, los antiguos filósofos y científicos idearon un sistema de salud conocido como Ayurveda o «ciencia de la vida».

El Ayurveda, la ciencia hermana del yoga, clasifica a las personas según tres energías principales: *kapha*, *pitta* y *vata*.

Esta inteligencia que guía la armonía del universo se divide en cinco elementos. Los elementos (tierra, agua, fuego, aire y éter) más las cinco estaciones del Ayurveda se condensan en tres *doshas* o categorías. Los *doshas* son nuestra composición biológica, psicológica y emocional, que nos viene dada en el momento de la concepción. Todas tenemos una mezcla de *doshas*, pero en la mayoría de las personas predomina uno o dos.

Uno de los *doshas* puede ser dominante en diferentes temporadas o periodos de la vida, momentos del día o estaciones del año. Cuando sabemos qué *dosha* somos, comprendemos mejor por qué nos sentimos o actuamos de ciertas maneras y podemos reconocer cuándo hay un desequilibrio. *Dosha* significa, literalmente, 'aquello que está desequilibrado'. Entonces practicamos para recuperar un estado de plenitud y armonía. Cada *dosha* tiene una tendencia a padecer determinadas enfermedades.

En Ayurveda se dice que los iguales se atraen, por lo que es posible que nos sintamos atraídas por prácticas, alimentos o estilos de vida que nos alejan del equilibrio. Por ejemplo, si somos *pitta* podemos sentirnos atraídas por las prácticas calurosas y extenuantes; sin embargo, para equilibrar nuestro *dosha* debemos buscar lo contrario y practicar estilos de yoga más refrescantes y enraizantes.

Al crear temáticas para tus clases según los principios del Ayurveda, busca la simplicidad y equilibra las cualidades de la estación. Por ejemplo, en verano, haz más prácticas que refresquen para calmar la energía *pitta* y el calor.

Saber qué *dosha* eres siempre es útil, pues conocer nuestros rasgos nos ayudará a entender nuestras tendencias y cómo debemos comer, pensar y practicar para traer armonía a nuestro ser. Cuando se enseña usando los principios del Ayurveda es conveniente explicar a los alumnos que para equilibrar su propia energía o *dosha*, necesitan primero saber cuál es. Y aún más importante, saber cuál es en ese momento concreto. Esto les permitirá adaptar su práctica de yin a su constitución y sus necesidades individuales.

Tres de los principios del yin son aplicables, cada uno de ellos, a una constitución concreta:

- *Vata*: comprometerse a permanecer en quietud; elementos aire y éter.
- *Pitta*: suavizar, entregarse y rendirse; elementos fuego y agua.
- *Kapha*: acercarse a la sensación; elementos agua y tierra.

El movimiento de *vata*

MENTE
- *Vata*: mover cosas.
- Estación: otoño a invierno.
- Elemento: aire, *vayu*; éter, *akasha*.
- Gobierna: sistema nervioso, función cardíaca, circulación, eliminación de desechos.
- Época de la vida: últimos años.
- En equilibrio: creativo, alegre, espiritual, se mueve sin dificultad por la vida y es capaz de conducir sus pensamientos y acciones con facilidad.

- En desequilibrio: rigidez y crujidos en las articulaciones, ansiedad, inquietud y problemas digestivos, miedo, estrés, preocupación y mala memoria.
- Música para equilibrar *vata*: *Naked* de Anoushka Shankar.

CORAZÓN

El tipo *vata* suele ser muy creativo y aprende rápidamente, pero olvida pronto las cosas. Estas personas son divertidas, excitables y enérgicas; si están desequilibradas o no tienen una rutina diaria regular, pueden sufrir cambios en su estado de ánimo. No les gustan las temperaturas bajas y a menudo tienen las manos o los pies fríos. Las personas *vata* tienen una constitución ligera, son muy altas o muy bajas, sus articulaciones son muy móviles y poseen rasgos delicados. Su piel y su cabello pueden ser secos.

Cuando están en equilibrio, las personas con *vata* dominante se mueven fácilmente y sin problemas por la vida, son creativas y tienen mucha energía y aguante, además de ser alegres y entusiastas. Una persona *vata* desequilibrada puede tener crujidos en las articulaciones, problemas para dormir, ansiedad o ser hiperactiva e inquieta. También puede sufrir de hinchazón y gases.

Vata es frío, seco, áspero, ligero y movedizo, características que también se observan a finales de otoño e invierno. *Vata* es extremadamente sensible al aire en movimiento, por lo que es conveniente que evite las corrientes de aire y se abrigue. En esta época del año es importante que las personas *vata* se nutran con rutinas, estabilidad y buenos cimientos para alejar los efectos agravantes del clima *vata*. Las prácticas diarias de relajación para calmar el sistema nervioso pacifican a *vata*.

El yin es perfecto para cuando *vata* está desequilibrado, ya que calma y tranquiliza el sistema nervioso y alivia el miedo y la ansiedad.

CUERPO

Notas para secuenciar:

★ Céntrate en la pelvis y las caderas, especialmente en las articulaciones lumbares y sacroilíacas.

★ Para equilibrar *vata*, el énfasis debe ponerse en moverse lentamente, enraizarse y calentarse.

★ Enraíza el elemento aire utilizando bloques y *bolsters* debajo de la cabeza.

★ Las posturas invertidas y las flexiones ayudan a calmar y reducir la tensión, el estrés y la preocupación.

★ Las flexiones calientan el abdomen y aportan calidez al sistema digestivo.

★ Las extensiones deben ser moderadas. Las extensiones de pie permiten que la energía se eleve, así que mantenlas más cerca del suelo.

★ Los mantras ayudan a centrar la mente en algo estable y enraizante.

★ El sonido suave y bajo de las respiraciones *Ujjayi* o *Bhramari* calma el sistema nervioso.

★ Las articulaciones pequeñas y las del tobillo y la muñeca ayudan a expulsar el aire.

★ *Vata* puede tener muchos «crujidos» en las articulaciones durante estos movimientos.

★ Las posturas de pie enraízan al tipo *vata*, por lo que se podría incluir el Colgado.

★ *Pawanmuktasana*. Estos movimientos abren las articulaciones y liberan bloqueos de energía. *Pawan* significa 'viento' o 'prana' (la fuerza vital). *Mukta* significa 'liberar'.

★ Plantéate hacer las posturas en una habitación caldeada.

❧ Secuencia *vata* ☙

INTENCIÓN

Que cada inhalación me inspire y cada exhalación me invite a rendirme.

SUKHASANA

Círculos de muñeca, cuello y tobillo.

UJJAYI PRANAYAMA

Respiración *Ujjayi* suave para calmar y tonificar el sistema nervioso.

MARIPOSA

Las posturas de cadera sentadas y enraizantes son un hermoso antídoto para los desequilibrios de *vata*, ya que empujan la energía hacia abajo.

RODILLAS AL PECHO

Pon un bloque bajo el sacro y acerca la pierna derecha hacia el pecho. La pierna izquierda puede estar extendida o doblada con el pie en el suelo. Repite con la pierna izquierda. Finalmente, abraza ambas rodillas hacia el pecho. Acaba extendiendo ambas piernas completamente. Trabaja desde el lado derecho para comprimir suavemente el colon ascendente y el hígado.

CISNE SENTADO

Cruza la pierna derecha sobre el muslo izquierdo. Ofrece a los alumnos la opción de quedarse aquí o de pasar al Leño Ardiente.

LIMPIAPARABRISAS SUPINO

Haz el lado derecho primero. Pide a los alumnos que coloquen los pies en los bordes exteriores de la esterilla y luego dejen caer las piernas hacia la izquierda. También pueden colocar el tobillo izquierdo sobre la rodilla derecha.

Repite el Cisne sentado y el Limpiaparabrisas en el otro lado.

MALASANA

Guía a los alumnos para que visualicen la energía moviéndose hacia la tierra.

ORUGA

Mantén más tiempo para calentar el abdomen y calmar la mente.

BHRAMARI

Las alumnas y alumnos escucharán el tono bajo en sus cabezas, lo cual es profundamente calmante y alivia la ansiedad.

SAVASANA

VATA

SUKHASANA

UJJAYI PRANAYAMA

MARIPOSA

RODILLAS AL PECHO

CISNE SENTADO

LIMPIAPARABRISAS SUPINO

MALASANA

ORUGA

BHRAMARI

SAVASANA

El calor de *pitta*

MENTE

- *Pitta*: caliente, agudo, penetrante.
- Estación: va desde el final de la primavera al comienzo del verano.
- Elemento: fuego, *agni* o *tejas*; agua, *jala*. *Pitta* controla el calor del cuerpo, la mente y las emociones.
- Gobierna: ojos, piel, hígado, intestino delgado, digestión, la capacidad de metabolizar alimentos y pensamientos.
- Época de la vida: juventud a mediana edad.
- En equilibrio: digestión fuerte, energía abundante, buena memoria y discernimiento y un gran apetito por la vida.
- En desequilibrio: exceso de análisis, autocrítica, acidez, ira, brotes e inflamación.
- Música para equilibrar *pitta*: *Sea of Oms*, de Morley.

CORAZÓN

Estas personas de ojos almendrados son fuertes y de complexión media. Por lo general, tienen un tinte rosado en la piel, tal vez pecas, y es fácil que se ruboricen, sufran de sarpullidos o se quemen. No les gusta mucho el calor porque les cansa y pueden transpirar mucho. Los *pittas* necesitan comer con regularidad, pues su digestión es fuerte y saltarse las comidas puede provocarles molestias. Están llenos de pasión por la vida y por los demás y demuestran buena capacidad para el liderazgo, pero pueden llegar a ser prepotentes.

Cuando están desequilibrados pueden sufrir de úlceras, acidez, insomnio e inflamación de la piel. Quizá tiendan a tener trastornos sanguíneos y hepáticos. Pueden dedicarse a analizar en exceso, ser obsesivos, padecer agotamiento, enfadarse fácilmente y sentirse estresados.

Los *pittas* tienen una mente aguda y buenas dotes organizativas. Sin embargo, si están demasiado orientados al logro de objetivos o demasiado centrados, pueden inflamarse física y mentalmente y llegar a «hervir».

Durante los meses de verano, cuando los días son más calurosos y largos, los fuegos externos afectan a los fuegos internos. *Pitta* alcanza su punto álgido al final del verano.

El calor del fuego puede quemar viejos hábitos y alimentar nuevas intenciones.

El fuego energiza pero también consume.

El fuego nos anima a vivir la vida al máximo.

El fuego hace aflorar nuestra capacidad para sentir alegría, amor y compasión.

CUERPO

El calor del verano eleva la energía de *pitta*, y como el tipo *pitta* tiende a esforzarse, a darlo todo y a sobrecalentarse, hay que centrarse en prácticas refrescantes que calmen, tranquilicen la mente y ralenticen. Necesitamos suficiente fuego en la vida para descomponer la comida, digerir las experiencias y las emociones. Pero no tanto como para que nos quememos y generemos inflamación en la mente y el cuerpo.

Notas para secuenciar:

★ Prácticas suaves, frescas, calmantes y en penumbra para apaciguar y enraizar el fuego dentro de *pitta* y dejar ir la irritación.
★ Plantéate oscurecer y enfriar la habitación y utilizar menos indicaciones.

★ El foco de calor de *pitta* se concentra en el abdomen, el hígado y el intestino delgado, por lo que hay que elegir posturas que refresquen estas zonas en lugar de calentarlas.

★ El calor de *pitta* se eleva a la cabeza, así que utiliza la respiración y las posturas que favorecen el movimiento del calor hacia abajo y hacia fuera.

★ Crea espacio en la cintura y el ombligo para expulsar el calor con flexiones laterales y torsiones. Las flexiones laterales abren el cuerpo como respiraderos. Las torsiones, si se hacen sin forzar, son refrescantes y también exprimen el hogar de *pitta* (el abdomen y los intestinos).

★ Anima a trabajar menos en las posturas, para que las alumnas y alumnos no vayan al máximo y con ello suelten cualquier competitividad o juicio sobre ellos mismos o sobre la práctica.

★ Invita a la facilidad y a la entrega en la práctica y a un menor esfuerzo.

Nota: Al comprimir el abdomen, las flexiones podrían calentar esta zona.

❧ Secuencia *pitta* ☙

INTENCIÓN

Que cada paso que dé en mi camino hoy esté lleno de comodidad y satisfacción.

PEZ CON APOYO

Esta postura inicia la práctica con una sensación de apertura y tiene un efecto refrescante al abrir toda la línea anterior hacia el cielo. Imagina que una brisa fresca sopla sobre tu cuerpo.

RESPIRACIÓN SITALI

Al inspirar, curva la lengua o frunce los labios. En la exhalación, cierra la boca y respira por la nariz. Fomenta una exhalación más larga e imagina que te recorren ondas pránicas que enfrían tu cuerpo y tu mente.

TORSIÓN SENTADA

Anima a los alumnos a adoptar la forma de la torsión sin esforzarse. El abdomen debe permanecer suave mientras gira.

MEDIO LAZO

Al flexionarte sobre la pierna, mantén el espacio alrededor del abdomen abierto.

MEDIA MARIPOSA LATERAL

Extiende la pierna derecha hacia fuera y lleva el pie izquierdo a la Postura del árbol. Inclínate sobre la pierna derecha y apoya el codo derecho en el muslo o en el suelo. La mano izquierda se puede doblar detrás de la espalda o descansar levemente sobre la cabeza.

LEÑO ARDIENTE O
AGNI STAMBHASANA

Agni es el dios del fuego. Esta postura puede provocar mucho calor o intensidad, por lo que conviene recordar a los practicantes que existen alternativas, como la de Enhebrar la aguja en posición supina con el tobillo derecho sobre el muslo izquierdo.

LIMPIAPARABRISAS SUPINO

Libera la tensión, el calor y el fuego de la sección media con torsiones suaves. Dobla las rodillas y lleva los pies a los bordes externos de la esterilla; luego deja caer las rodillas hacia la izquierda.

PUENTE CON APOYO

Alarga y libera el psoas. Coloca un bloque debajo del sacro.

PIERNAS ELEVADAS EN LA PARED

Coloca un bloque debajo del sacro y eleva los pies hacia el cielo.

SAVASANA

PITTA

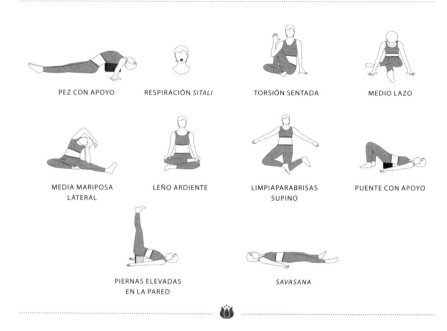

| PEZ CON APOYO | RESPIRACIÓN *SITALI* | TORSIÓN SENTADA | MEDIO LAZO |

| MEDIA MARIPOSA LATERAL | LEÑO ARDIENTE | LIMPIAPARABRISAS SUPINO | PUENTE CON APOYO |

| PIERNAS ELEVADAS EN LA PARED | *SAVASANA* |

La adherencia de *kapha*

MENTE

- *Kapha*: aquello que se adhiere.
- Estación: la parte más fría del invierno hasta la primavera.
- Elemento: Tierra, *prithvi*; Agua, *jala*.
- Gobierna: la estructura del cuerpo hasta el nivel celular y mantiene la cohesión en su interior; es responsable de la lubricación; la energía *kapha* se concentra en los pulmones, los senos paranasales, las articulaciones, el estómago y los ganglios linfáticos.
- Época de la vida: infancia temprana.

- En equilibrio: satisfecho, cómodo, compasivo, cariñoso, nutricio y estable.
- En desequilibrio: guarda rencores, se apega, aumento de peso, infecciones de pecho y sinusitis, depresión.
- Música para equilibrar *kapha*: *September Song*, de Agnes Obel.

CORAZÓN

Estas almas lentas, tranquilas y gentiles son fuertes y tienen mucho aguante. Sus huesos suelen ser más grandes y sus estructuras más pesadas.

Poseen una firmeza y una energía protectora y reconfortante. Se las conoce por ser fieles, calmas, fiables y difíciles de disgustar, por lo que son buenos compañeros. Las personas *kapha* perdonan fácilmente y muestran compasión con sus grandes y suaves ojos. Les gusta mantener el equilibrio y la paz en las relaciones.

Si se desequilibran, son propensas a la depresión y a aferrarse. Pueden sufrir con el clima frío y húmedo y ser proclives a resfriados y otros problemas respiratorios. Los *kaphas* pueden sentirse pesados, perezosos, congestionados y lentos a la hora de moverse. También puede rondarles cierta pesadez o densidad.

CUERPO

Notas para secuenciar:

- ★ Como el tipo *kapha* tiende a la lentitud, para equilibrarse necesita movimientos como el Cuarto de Saludo al Sol o el Medio Saludo al Sol y el Gato-Vaca fluido.
- ★ Intenta añadir algo de yang a la práctica de yin con *vinyasas* suaves y lentos.
- ★ Aporta calidez, fuerza y ligereza a la práctica para equilibrar la naturaleza más lenta, fría y relajada de *kapha*.

★ Considera la posibilidad de iluminar y ventilar la habitación.

★ Usa respiraciones fuertes y enérgicas, como *Kapalabhati* y *Agni sara*, que activen el fuego en la constitución de agua y tierra de *kapha* y contrarresten la sensación de pereza.

★ Plantéate posturas que estimulen la circulación.

★ Como la energía de este *dosha* se concentra en los pulmones, las posturas de extensión y de apertura de pecho ayudarán a aliviar la tensión en esta zona.

★ Las posturas invertidas aportan una sensación de calidez y un efecto de drenaje si hay cualquier acumulación de agua alrededor del pecho.

★ Llevar la mirada hacia arriba durante las posturas lleva una sensación de ligereza a la práctica.

★ Introduce algunas posturas que estimulen los ganglios linfáticos mediante masajes, pelotas terapéuticas o mantas enrolladas.

★ Una postura como el Caracol aportará una sensación de ligereza al cuerpo.

★ Las flexiones de pie, como el Colgado, generarán más calor en el pecho.

★ Fomenta la respiración y la apertura del pecho en todas las posturas.

꩜ Secuencia *kapha* ꩜

INTENCIÓN

Que esta práctica cultive la ligereza, y que pueda acceder a la alegría con mi cuerpo, mi mente y mi corazón.

PEZ CON APOYO

Las posturas de apertura de pecho brindan espacio y ligereza al pecho.

TAPPING EN TIMO

Túmbate sobre la espalda y utiliza los dedos índice y corazón para golpear suavemente el timo. También se puede hacer suavemente con el puño. Estos golpeteos aportarán una sensación de alegría y vitalidad al cuerpo. También ayudan a neutralizar la energía negativa, favorecen la sanación y generan una sensación de positividad. La palabra *timo* viene del griego *thymos*, que significa 'energía vital'.

KAPALABHATI

Mantén un ritmo lento y constante para empezar y luego aumenta la velocidad.

MOVIMIENTOS DE GATO-VACA

Sincroniza respiración y movimiento. En esta variante, muévete orgánicamente balanceando las caderas o haciendo círculos con ellas y arqueando el pecho.

COLGADO

Esta postura ayuda a drenar el sistema linfático y el pecho y reequilibra los fluidos corporales.

DRAGÓN ALTO

Las manos pueden apoyarse sobre el muslo delantero o en dos bloques. Percibe la sensación de ligereza cuando el pecho se eleva. El Dragón generará calor e intensidad en la pierna trasera, lo que ayuda a estimular y elevar la energía *kapha*.

ESFINGE

Mantén la cabeza y los ojos levantados. Considera la posibilidad de hacer una versión más elevada de la postura, como la Foca, o poner los antebrazos sobre bloques o un *bolster* bajo el abdomen.

MEDIO SILLÍN

Las extensiones ayudan a llevar una sensación de liviandad a cualquier estado de ánimo pesado o perezoso.

BUDA RECLINADO

Rueda hacia tu lado derecho y dobla las rodillas. Elévate apoyándote sobre la mano derecha y permite que el costado derecho se curve en forma de banana hacia el suelo. Esto ayuda a estirar los ganglios linfáticos y las glándulas bajo la axila derecha, así como el costado del cuerpo. Haz un lado y luego pasa a la Cola del Gato. Repite en el lado izquierdo.

COLA DEL GATO

Esta postura, que es a la vez una extensión y una torsión, hará que el corazón y los pulmones se eleven hacia el cielo creando una sensación de apertura y libertad en el pecho.

SAVASANA

KAPHA

PEZ CON APOYO

TAPPING EN TIMO

KAPALABHATI

MOVIMIENTOS DE GATO-VACA

COLGADO

DRAGÓN ALTO

ESFINGE

MEDIO SILLÍN

BUDA RECLINADO

COLA DEL GATO

SAVASANA

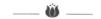

PÉTALOS DE ALCACHOFA

Vi al ángel en el mármol y tallé hasta liberarlo.

MICHELANGELO

Utilizando la hoja de ruta de los *koshas*, esta práctica ayuda a los alumnos a trabajar a través de las capas o *koshas* del cuerpo y la mente, y las adentra en un estado profundo y creciente de dicha.

MENTE

Kosha se traduce como 'vaina' o 'capa'. Los *koshas* esquematizan la transformación del cuerpo de la forma no manifiesta a la manifiesta (el cuerpo físico). Como los pétalos de una alcachofa, el sistema de *koshas* tiene cinco capas que van desde la más tangible (el cuerpo físico) hasta la más sutil (el cuerpo de dicha).

Maya: quimera/velo

- *Annamaya kosha*: nuestro cuerpo de alimentos o físico, que está en constante cambio y metamorfosis. Este *kosha* responde a toda actividad física, asana, trabajo corporal, masaje y dieta. El modo en que tratamos nuestra envoltura exterior se filtra hacia todas las envolturas.
- *Pranamaya kosha*: nuestro cuerpo de energía o respiración. Este cuerpo pránico es el hogar de la energía sutil que recorre el cuerpo. Sin *pranamaya*, el cuerpo físico no podría sustentar su vida. Este cuerpo responde de maravilla a las numerosas prácticas de *pranayama*.

- *Manomaya kosha*: relacionado con la mente y las emociones, este cuerpo toma la información de los sentidos y del entorno y actúa en consecuencia. Le encanta la meditación con mantras y que se le alimente con bellos estímulos a través de los sentidos.
- *Vijnanamaya kosha*: la mente de sabiduría, nuestra inteligencia superior. Esta envoltura incluye nuestra conciencia y nuestra voluntad, y es la capa que nos diferencia de los animales, pues somos capaces de conducir nuestra vida no solo desde el instinto o el impulso, sino utilizando la voluntad y el discernimiento para saber qué está bien y qué está mal. Los *yamas* y *niyamas* nutren esta capa.
- *Anandamaya kosha*: la última capa es nuestro cuerpo de dicha. El cuerpo de dicha es la intersección donde la conciencia y la energía se encuentran y se entremezclan. En este cuerpo perfecto no hay miedo ni deseo, sino una gran apertura del corazón que se siente como si fueras una con todo. El yoga *nidra* nos acerca a esta dicha divina. Este *kosha* se experimenta mejor en estados de sueño.

CORAZÓN

Como las capas de una muñeca rusa, los *koshas* están separados pero conectados. Cuando nos sumergimos más allá de la coraza externa de quienes pensamos que somos y de las definiciones que nos atribuimos, descubrimos que somos mucho más que nuestro cuerpo. El paisaje interno se crea a partir de la respiración, los pensamientos, las emociones y el discernimiento: en el centro de todo ello hay una joya, que se conoce como *atman*, dios, el verdadero Yo o el nombre de tu propia comprensión. Nuestro «corazón» o centro es atemporal e inmutable, independientemente de las turbulencias que se den en las otras capas.

Como un escultor que trabaja con un trozo de mármol, la labor de yoguinis y yoguis consiste en eliminar las partes de sí mismos que ocultan la verdadera belleza hasta llegar al corazón, ese lugar interior que es perfecto y completo.

CUERPO

✍ Práctica para los *koshas* ✍

ANNAMAYA KOSHA

Escaneo corporal, cinco minutos.

Esta primera capa es nuestro ADN, aquello de lo que estamos hechos. Túmbate en el Pentáculo con los brazos y las piernas extendidas. Siente cómo se relaja el cuerpo y nota la piel sobre los huesos. Sé consciente de tu envoltura física que contiene y sostiene los huesos, los músculos, el tejido conectivo y los órganos. Observa tu cuerpo desde la cabeza hasta los dedos de los pies.

PRANAMAYA KOSHA

Pranayama, cinco minutos.
Sama vritti. Respiración igualada. Inhala contando hasta cinco y exhala contando hasta cinco. Siente la respiración entrando y saliendo de ti. Respira a través de la piel y permite que el cuerpo se suavice. Dirige la respiración a través de los poros hacia el interior del cuerpo, el corazón, los pulmones y los huesos.

MANOMAYA KOSHA

Mariposa, de cuatro a cinco minutos.

Siente cómo la respiración calma el cuerpo y la mente a medida que ambos se aflojan y se vuelven más fluidos. A veces los pensamientos pueden tornarse agitados. ¿Puedes sentir la mente? Comienza la meditación del mantra *so-ham*. Al inhalar, repite internamente la palabra *so* y al exhalar *ham*. *So-ham* significa 'Yo soy eso'.

CUADRADO, CUATRO MINUTOS EN LOS LADOS DERECHO E IZQUIERDO

A veces, en las posturas podemos experimentar que las emociones nos atraviesan como si fueran energía. Las emociones son energía en movimiento. Deja que se eleven a través de ti. En el segundo lado, siéntate en silencio para poder observar los *vrittis* que surgen internamente.

INTEGRACIÓN

La vasija de barro (Poema de Rumi). Este hermoso poema recuerda a las alumnas y alumnos que son más que su cuerpo, más que su respiración y más que sus pensamientos.

VIJNANAMAYA KOSHA

Bananasana, cuatro a cinco minutos en cada lado.

Intenta salir de tu cuerpo físico y verte en la habitación sobre la esterilla.

Conviértete en testigo de tu forma; ve las paredes, el suelo y el techo.

Mira detrás de los párpados como si estuvieras mirando la pantalla de un proyector. Es posible que aparezcan colores y formas, o incluso imágenes ¿qué ves cuando te asomas a tu mente?

Tu mente superior es tu mente de sabiduría que observa y ve las cosas como son realmente. Tal vez surjan imágenes de tu subconsciente.

ANANDAMAYA KOSHA

Torsión supina, de tres a cinco minutos en cada lado.

Según vayas aceptando tus pensamientos y emociones, comenzará a surgir la alegría. Siente el estado de plenitud y felicidad que emana de tu interior al experimentar la unidad contigo misma(o).

SAVASANA

KOSHAS

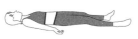

ESCANEO CORPORAL

MARIPOSA

CUADRADO

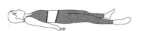

INTEGRACIÓN

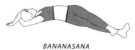

BANANASANA

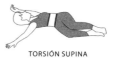

TORSIÓN SUPINA

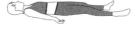

SAVASANA

FLOTAR EN EL SUEÑO

MENTE

Yoga *nidra* se ha traducido como 'sueño psíquico o yóguico'. Al practicarlo se te lleva a un lugar que se encuentra entre la vigilia y el sueño, como si estuvieras flotando en una nube. La idea es que muevas la mente de beta a alfa a *theta*, a un lugar cargado de potencia. Aquí puedes explorar las capas ocultas de la mente mientras practicas el retraimiento de los sentidos o *pratyahara*.

Esta práctica posee numerosos beneficios:

★ El yoga *nidra* es tremendamente relajante, pues el cerebro produce las ondas theta asociadas al sueño profundo.

★ Lleva a quien lo practica a la parte parasimpática de su sistema nervioso.

★ Se dice que induce un sueño nocturno más profundo y reparador.

★ Puede reducir la ansiedad y se ha utilizado para aliviar los síntomas asociados al estrés postraumático.

★ El recorrido de la conciencia por los distintos puntos del cuerpo enfoca la concentración y alcanza puntos ricos en nervios sutiles y vitales.

CORAZÓN

La práctica trabaja a través de las capas o envolturas del cuerpo conocidas como *koshas*. A medida que pasas del cuerpo burdo (físico) al cuerpo sutil, da la bienvenida a todo lo que surge. Según abrimos la puerta a nuestros pensamientos, emociones y sentimientos, la mente se tranquiliza. Al hacerlo, aprendemos a conectarnos con ese lugar interior que siempre está cómodo y tranquilo. Cuando pelamos las hojas de una alcachofa llegamos al corazón, a nuestro centro.

CUERPO

⟩ Práctica restaurativa ⟨

Esta práctica de yin es para apoyar y guiar a las alumnas y alumnos hacia el yoga *nidra*.

PRANAYAMA

Respira por la fosa nasal izquierda; siente la corriente lunar atravesarte.

MARIPOSA CON APOYO

Haz un lazo grande con tu cinturón y colócalo alrededor de las caderas, la parte externa de las rodillas y los tobillos. Apoya un *bolster* en un bloque y túmbate para que tu columna quede en un ángulo de 45 grados.

EXTENSIÓN SUPINA CON APOYO

Utiliza un *bolster* y túmbate en él a lo largo. Deslízate con cuidado hacia el extremo superior del *bolster* hasta que la cabeza y los hombros queden en el suelo. Descansa los brazos a los lados.

POSTURA DEL NIÑO

Coloca un *bolster* entre las piernas, túmbate sobre él y gira la cabeza hacia un lado.

CIERVO EN TORSIÓN CON APOYO

Lleva el muslo derecho paralelo al lado corto de la esterilla y la espinilla izquierda paralela al lado largo. Las piernas quedarán en ángulos rectos como en el Ciervo. Acerca el extremo corto del *bolster* a la cadera derecha y haz una torsión sobre el *bolster* hacia la derecha.

ESTIRAMIENTO DE COSTADOS CON APOYO

Recuéstate sobre tu lado derecho con un *bolster* bajo las costillas. Estira el torso sobre el *bolster* y extiende los brazos por encima de la cabeza.

PIERNAS ELEVADAS EN LA PARED

Coloca el bloque o *bolster* debajo del sacro y eleva los pies hacia el cielo. Es mejor hacer esta postura en la pared.

YOGA NIDRA

GUION DE YOGA NIDRA

Calcula entre veinte y treinta minutos.

Ponte cómoda; puede ayudar poner una manta debajo de la cabeza para que la barbilla y la frente estén alineadas. Intenta permanecer lo más quieta(o) posible durante toda la práctica.

Ahora cierra los ojos.

Visualiza las cuatro paredes de la habitación, el techo, el suelo y tu cuerpo tumbado... Siente el cuerpo desde dentro.

Siente la ropa en contacto con la piel. Toma conciencia del espacio que te rodea.

Siente el apoyo del suelo; la gravedad desde arriba mientras cedes tu peso al suelo. Estás siendo sostenida(o).

Haz los últimos ajustes para estar cómoda(o).

Mueve tu conciencia alrededor del cuerpo como una chispa. Ojos, labios y mandíbula relajados. Garganta, pecho, abdomen y piernas cómodos.

Siente cómo todo el cuerpo se empieza a relajar. No hay nada que hacer ni ningún sitio a donde ir; solo permanecer aquí.

No te preocupes si entras y sales de tu estado de conciencia; es perfectamente natural. Cuando divagues, vuelve al sonido de mi voz.

Ahora establece tu *sankalpa*. ¿Cuál es el mayor deseo de tu corazón? ¿Quizás desees salud, felicidad o menos estrés en tu vida?

Tómate un momento para pensarlo... (pausa).

Ahora decláralo tres veces en positivo, como si ya hubiera ocurrido. Por ejemplo: «Puedo lidiar con el estrés de mi vida fácilmente...».

Velo e imagínatelo como si ya hubiera ocurrido.

Escucha los sonidos lejanos, los sonidos que se propagan hacia el exterior, sonido a sonido..., sin etiquetar ni juzgar..., los sonidos más cercanos..., los sonidos de fuera...

No hace falta que los analices, simplemente sé testigo de ellos.

Tú eres el testigo quieto y tranquilo que observa la respiración del cuerpo...

Tómate un momento para encontrar un refugio seguro, un lugar al que puedas volver en cualquier momento, donde te sientas segura(o), tranquila(o), amada(o)...

Aquí, en este lugar, no hay nada que resolver o arreglar, nada hacia lo que correr o de lo que alejarse, solo ser.

Ahora observa la mente, los pensamientos y las imágenes, y deja que todos sucedan y fluyan a través de ti. Deja ir los pensamientos pasados del día... que se alejan, junto con tu atención.

Sé consciente de tu cuerpo respirando...

Empieza a dar forma a tu respiración...

Abdomen relajado, sin pausas...

Deja que la respiración fluya sin esfuerzo...

Permite que tu conciencia recorra desde la parte superior de la cabeza hasta los dedos de los pies, una ola de relajación...

Ahora comienza a contar hacia atrás en cada exhalación empezando por diez.

Mientras cuentas hacia atrás, imagina que estás bajando por una escalera; con cada escalón te vuelves más pesada(o) y más relajada(o).

Ahora deja ir el conteo.

Lleva la atención a la boca, los labios, la lengua, el paladar y el suelo de la boca. Siente los dientes como si estuvieran flotando en las encías.

Lleva la atención al interior de las mejillas y al sabor que hay en tu boca.

Siente las sienes izquierda y derecha, las dos orejas. Lleva tu atención a los canales auditivos y siente cómo se vuelven más profundos. Lleva la conciencia a los lóbulos de las orejas y a la piel que los rodea.

La frente se suaviza y alisa, al igual que las líneas de expresión entre los ojos. Toma conciencia de tu cabello en la cabeza.

Ahora presta atención a las fosas nasales, la fosa nasal derecha e izquierda y el puente de la nariz. Percibe el aroma y el movimiento del aire en las fosas nasales.

Ahora a los ojos. Deja que los ojos se vuelvan más profundos y se suavicen en las cuencas. El ojo derecho y el ojo izquierdo se tornan pesados como guijarros. Cuando dejas ir la vista, la visión interior se vuelve más luminosa.

Fíjate en la mano derecha, el pulgar, el primer dedo, el segundo dedo, el tercer dedo, el cuarto dedo, el dorso de la mano, la palma de la mano, la muñeca, el codo, el hombro derecho, el lado derecho del pecho, la axila derecha, el lado derecho de la cintura, el muslo derecho, la rodilla, el tobillo, el empeine del pie derecho, la planta del pie, el dedo gordo del pie derecho, el segundo dedo, el tercer dedo, el cuarto dedo, el dedo pequeño del pie, el talón derecho, la parte posterior de la pierna, los glúteos.

Lleva la atención a la mano izquierda, el pulgar, el primer dedo, el segundo dedo, el tercer dedo, el cuarto dedo, el dorso de la mano, la palma de la mano, la muñeca, el codo, el hombro izquierdo, el lado izquierdo del pecho, la axila izquierda, el lado izquierdo de la cintura, el muslo izquierdo, la rodilla, el tobillo, el empeine izquierdo, la planta del pie, el dedo gordo del pie izquierdo, el segundo dedo, el tercer dedo, el cuarto dedo, el dedo pequeño del pie, el talón izquierdo, la parte posterior de la pierna, los glúteos.

Siente las dos piernas fuertemente enraizadas y conectadas con la tierra.

Lleva tu atención a la parte anterior del cuerpo, el punto blando en la base de la garganta, el pecho, el plexo solar y el abdomen. Siente la pelvis y toda la parte anterior del cuerpo ligera y espaciosa.

Lleva la atención a la parte posterior del cuerpo, la base del cuello, la parte alta de la espalda, la espalda media, la parte baja de la espalda, el sacro y el coxis. Toda la parte posterior del cuerpo se encuentra cómoda.

Siente la totalidad del cuerpo descansando sobre el suelo.

Sé testigo de todo el cuerpo como si te miraras desde arriba. Mientras te relajas, siente cómo la respiración sube y baja por sí sola.

La práctica de yoga *nidra* ha terminado.

Cuando estés lista(o) para volver, respira lentamente y de forma más profunda. Mueve los dedos de los pies y de las manos y rueda hacia un lado. Quédate aquí hasta que sientas que es el momento de sentarte.

PRÁCTICA RESTAURATIVA

PRANAYAMA

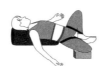

MARIPOSA CON
APOYO

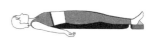

EXTENSIÓN SUPINA
CON APOYO

POSTURA DEL NIÑO

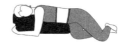

CIERVO EN TORSIÓN CON APOYO

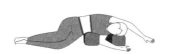

ESTIRAMIENTO DE
COSTADOS CON APOYO

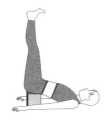

PIERNAS ELEVADAS EN LA PARED

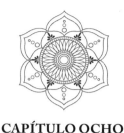

CAPÍTULO OCHO

MUDRA, MANTRA

MUDRA

La magia del mudra está en la conexión de energía. Mudra significa 'sello', 'marca' o 'gesto', y muchos de ellos provienen de historias de Buda en su andadura hacia la iluminación. Tradicionalmente se utilizan para encauzar el fluir de la energía y llevar equilibrio y armonía a la mente y el cuerpo. Aunque los más usados son los mudras de las manos o *hasta* mudras, son gestos que pueden realizarse con todo el cuerpo.

Cada uno de los dedos empleados en el mudra representa un elemento diferente que también se relaciona con determinadas cualidades emocionales y con la medicina tradicional china. A nivel energético sutil, lo que hacemos con las manos repercute en nuestro cerebro: dar forma a las manos también puede dar forma a la mente.

- Pulgar: fuego, *agni*; representa la conciencia universal. El fuego de nuestro cuerpo es responsable de la digestión y la transformación de alimentos, pensamientos y emociones.
- Índice: aire, *pavan*; representa la conciencia individual. Este elemento se manifiesta en la respiración.
- Corazón: éter, *aakash*; representa el unificador o conector. Se considera que este elemento une a todos los demás para aportar armonía y salud.
- Anular: tierra, *bhumi*; representa las fuerzas internas de enraizamiento, estabilización, conexión y nutrición.
- Meñique: agua, *jala*; todos los líquidos de nuestro cuerpo provienen de este elemento. Desde la saliva hasta la linfa, el agua une y cohesiona el mundo corporal interno.

Otra capa de simbolismo ligada a los mudras son las tres características de la naturaleza conocidas como *gunas*. En este sistema, las distintas maneras de colocar los dedos potencian cada una de las cualidades que se indican a continuación:

- Dedo corazón/*sattva*: equilibrio, armonía, positividad, paz, claridad.
- Dedo anular/*rajas*: actividad, impulso, deseo, pasión, movimiento.
- Dedo meñique/*tamas*: inercia, oscuridad, letargo, estancamiento.

Chin mudra: conexión

Chin: conciencia; dedos apuntando hacia arriba |
Jnana: sabiduría y conocimiento; dedos apuntando hacia abajo |
Mudra: sello, gesto

CÓMO

Une el pulgar y el índice colocando el dedo índice ligeramente por dentro de la punta del pulgar. Ambos dedos también pueden estar unidos por las puntas. Los otros tres dedos pueden estar ligeramente doblados o extendidos. Este mudra conecta nuestra conciencia individual con la conciencia universal, lo cual nos ayuda a aprovechar un gran recurso o poder. Se dice que agudiza la conciencia y la concentración y a menudo se usa en meditación.

POR QUÉ

Este sello es útil cuando buscamos comprensión u orientación. Ambas variantes nos conectan con algo más grande, ya sea la conciencia universal o nuestra sabiduría innata.

- Las palmas abiertas y orientadas hacia arriba simbolizan la nueva inspiración y la capacidad de recibir.
- Las palmas de las manos giradas hacia arriba elevan nuestra energía como en *Chin* mudra.
- Las palmas de las manos orientadas hacia abajo son enraizantes, calmantes y estabilizadoras.
- Las palmas de las manos giradas hacia abajo calman la energía, como en *Jnana* mudra.

Dhyana mudra: dicha meditativa

Dhi: receptáculo/la mente | *Yana*: movimiento

Dhyana es la palabra sánscrita para referirse al estado de meditación.

CÓMO

En *Dhyana* mudra, la mano izquierda descansa con la palma hacia arriba en el regazo y la mano derecha está encima, con la palma también hacia arriba. Une ligeramente los pulgares. Este sello de meditación se utiliza para la contemplación y se dice que te lleva a un estado de concentración más profundo.

POR QUÉ

Utiliza este gesto para generar tranquilidad y paz interior. La forma de diamante en los dedos representa las tres joyas del budismo: Buda, la comunidad o *sangha* y las enseñanzas o *dharma*. A menudo verás a Buda realizando este mudra; la mano derecha representa la sabiduría y la conciencia y la mano izquierda representa la quimera de la existencia.

Abhaya mudra: nada que temer

Abhaya es un mudra de protección y ausencia de miedo.

CÓMO

La mano derecha se levanta con la palma mirando hacia fuera a la altura del hombro.

Utiliza este mudra cuando tu temática sea la valentía, enfrentarse a los miedos, adentrarse en lo desconocido o animar a la gente a empezar algo nuevo.

POR QUÉ

Este mudra es un reconocimiento de que, en los momentos de mayor aprensión o incertidumbre, hay un poder superior que nos guía y protege. *Abhaya* nos pide que miremos al «monstruo» que se esconde en el armario, que nos enfrentemos a él y reconozcamos que las cosas tienen un poder sobre nosotros cuando no las miramos. El monstruo no solo es nuestro amigo, sino también nuestro maestro. Cuando nos enfrentamos a nuestras sombras con dignidad y amor, se vuelven más luminosas. Cuando nos volvemos hacia lo que hemos repudiado en nuestro interior, permitimos que el miedo se disipe.

Mudra del loto: el loto del corazón

CÓMO

Junta con suavidad las palmas de las manos en el centro del corazón. Sella las puntas de los dedos meñiques y los pulgares, así como la base de las palmas de las manos. Extiende el resto de los dedos para formar una flor de loto con los pétalos abiertos.

POR QUÉ

El mudra del loto o *Padma* abre el chakra del corazón y simboliza la pureza. Simboliza la flor de loto enraizada en el fango, que se eleva, alcanza la superficie y florece representando la belleza y la luz puras. También se dice que calma el cuerpo y la mente, ayuda a la digestión y disipa la depresión.

Yoni mudra: el útero

Yoni: útero/sistema reproductivo

CÓMO

Este mudra femenino se realiza juntando los dedos pulgares y también los índices, que apuntan hacia abajo. La forma resultante es la del útero. Coloca el mudra en la parte baja de tu abdomen. Puede realizarse en posición sentada o tumbada.

POR QUÉ

Este mudra promueve el flujo de energía hacia el abdomen. Es bueno en combinación con *Dirga pranayama* o la práctica para el segundo chakra. Se dice que aumenta la concentración y lleva tu atención hacia el interior, como si te retiraras al útero materno. En este lugar oscuro, eres consciente del mundo pero no eres de él. Los dedos que apuntan hacia abajo dirigen la energía hacia la tierra y se asocian con *apana vayu*, la energía de eliminación.

Sankalpa mudra: establece tu intención

CÓMO

Pasa la mano izquierda, con la palma hacia arriba, por delante del corazón. Coloca el dorso de la mano izquierda sobre el muslo derecho, pon la mano derecha encima y estréchalas. Acomódate en tu asiento, en tu respiración y en la cueva de tu corazón. Escucha. Al inhalar, piensa en aquello que te gustaría invitar a entrar en tu vida y, al exhalar, en aquello que vas a dejar ir. Con cada respiración acoge la posibilidad y el potencial. Permite que la alineación más elevada se despliegue en este momento. Con apertura de corazón y la cualidad de la fe, pregúntate cuál es el deseo más profundo de tu corazón.

POR QUÉ

Este es un poderoso mudra que se utiliza al principio de la clase para ayudar a los alumnos a encarnar su intención.

Kali mudra: atajar las quimeras

CÓMO

Entrelaza los dedos corazón, anular y meñique, y mantén los dedos índices apuntando hacia delante como una espada.

El pulgar izquierdo se cruza sobre el pulgar derecho para invocar las cualidades femeninas de este mudra. Se puede realizar con los brazos extendidos por encima de la cabeza, a la altura del corazón con los dedos índices apuntando hacia delante o lejos del corazón con los brazos rectos como si se sostuviera un hacha.

POR QUÉ

Este poderoso mudra es el símbolo de la feroz Kali o Durga, las diosas que invocan el atajar las quimeras y los obstáculos para traer la oscuridad a la luz. Kali representa la muerte de lo viejo y la transformación hacia modos de vida más elevados. Este poderoso mudra nos ayuda a mantenernos firmes en nuestra verdad mientras matamos, literalmente, quimeras sobre nosotros mismos y los demás.

MUDRA

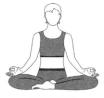

CHIN MUDRA

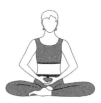

DHYANA MUDRA

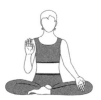

ABHAYA MUDRA

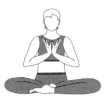

MUDRA DEL LOTO

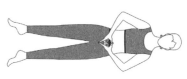

YONI MUDRA

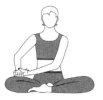

SANKALPA MUDRA

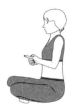

KALI MUDRA

Mantra

Mantra significa cualquier cosa que haga que la mente se estabilice. Cualquier vibración que haga que la mente esté unificada y cree una especie de receptividad es un mantra.

Sri Swami Satchidananda

El mantra es una técnica para llevar la mente a la quietud. A través del poder de la palabra, el sonido y la energía transportamos la mente a un lugar más elevado. Un mantra puede ser una frase o una palabra que atraviesa nuestros *vrittis* o pensamientos y permite que las distracciones se alejen en una balsa salvavidas para que podamos recordar el contexto más amplio de nuestra vida. Los podemos pronunciar cuando estamos aburridas, cuando tenemos problemas o cuando la vida es buena. Podría ser la palabra «gracias» repetida una y otra vez para mostrar nuestra gratitud o una frase en sánscrito que nos eleve de nuestro pequeño yo al Yo superior.

Man: la mente | *Tra*: mover, transportar

Todo en el universo es energía. La energía está en nuestro interior y a nuestro alrededor. Cuando cantamos o recitamos mantras, aprovechamos la vibración del lenguaje para enviar y recibir energía. Esto puede llevarnos a un estado de calma más profundo en el que estamos preparadas para recibir la meditación. La fuerza de un mantra reside en su capacidad para conectarnos con un poder superior, tanto interno como externo.

Para anclar tu mente en la razón por la que estás practicando, plantéate empezar cada día o sesión con un mantra, una oración, una dedicatoria o una afirmación. Cubre y protege tu mente con modos de vivir más positivos y útiles.

Om Gam Ganapataye Namaha

Un mantra para superar las situaciones en las que te sientes estancada.

Pido protección y una manera de avanzar o rodear cualquier obstáculo que se encuentre en mi camino.

Om (aum): representa el universo, Brahman o toda la creación
Gum: el sonido semilla de Ganesha |
Ganapataye: Ganesha en sánscrito
Namah: me inclino ante ti, te honro

Lokah Samastah Sukhino Bhavantu

Una oración para el mundo.

Que todos los seres se liberen del sufrimiento y vivan una existencia feliz, y que mis acciones contribuyan a esa felicidad.

Lokah: ubicación o universo | *Samastah*: todos los seres sintientes
Sukhino: felicidad, alegría, liberarse del sufrimiento |
Bhav: unidad con lo divino
Antu: que así sea, como un voto o una promesa

Om Namah Shivaya

Un mantra para ayudarte a aceptar el cambio y a quemar o dejar ir lo que no te sirve.

Om (aum): sonido primordial del universo |
Namah: ofrezco mi saludo/me postro

Shivaya: Shiva, el aspecto de lo sagrado relacionado con el cambio, la disolución o la destrucción; lo que disuelve

Cuando abrazamos este mantra, abrazamos el poder del cambio y comprendemos que, dentro del ciclo natural de la vida, todo surge y desaparece.

Aum

 Aum es el sonido del universo y podemos oírlo vibrar si nos mantenemos firmes y tranquilos. Cuando cantes *aum*, ya sea en silencio o vocalmente, concéntrate en el espacio entre los ojos.

Aum se canta en cuatro partes y desde el corazón.

A: el sonido sale de la parte posterior de la garganta.
U: el sonido viaja hacia la lengua y a través de ella.
M: el sonido se eleva mientras cerramos los labios.
La vibración emana del corazón.

El símbolo consta de cuatro partes.

A: El gran círculo inferior es el estado de vigilia.
U: El medio círculo superior más pequeño es el estado de estar soñando.
M: El gancho hacia la derecha es el estado de estar durmiendo.
La vibración es *maya* (quimera), representada por el medio círculo que flota sobre el símbolo. El círculo pequeño en este medio círculo representa la conciencia superior.

Cuando cantes *aum*, siente que eres perfecta(o), omnisciente y libre.

Sa Ta Na Ma

Este hermoso y antiguo mantra estimula los centros de energía en las yemas de los dedos y la voz. El uso de los mudras con las manos, junto con los sonidos, puede mejorar la circulación sanguínea a las zonas del cerebro que controlan la sensibilidad motora y la memoria.

Sa: nacimiento, el principio.
Ta: vida y existencia.
Na: muerte y transformación.
Ma: renacimiento y regeneración.

Este mantra se realiza tocando el dedo índice con el pulgar, luego tocando el dedo medio con el pulgar, pasando al anular y finalmente al meñique. Mientras se toca cada dedo de forma sucesiva, se cantan las sílabas: *Sa*, *Ta*, *Na*, *Ma*.

Rondas uno a tres: recita las sílabas con voz normal.
Rondas cuatro a siete: recita las sílabas en voz baja.
Rondas ocho y siguientes: recita las sílabas internamente durante el tiempo que desees. Todo el tiempo estás golpeando suavemente los otros dedos con el pulgar.

VISUALIZACIÓN CON FORMA DE «L»

Mientras cantas *Sa*, *Ta*, *Na*, *Ma*, imagina que los sonidos entran por la coronilla y salen por el centro de la frente.

Shanti path

Un mantra para la paz, la armonía y la felicidad.

Shanti: paz, descanso, dicha, tranquilidad.

Que en el cielo haya paz,
paz en los cielos,
y paz en la tierra.
Que todas las aguas y las plantas conozcan la paz.
Que los grandes árboles del bosque y el universo
conozcan la paz.
Que haya paz, felicidad y plenitud para todos.
Om paz, paz, paz.
Om *shanti*, *shanti*, *shanti*.

ÍNDICE TEMÁTICO

K

Kali mudra 291
Kapha 258, 268
Karuna 164
Koshas 273
Krama 31
Kumbhaka 139

L

Lakshmi 186
Llamando a la puerta de la
vida 40
Lokah 294

M

Madera 226, 239
Maha bandha 97
Maitri 168
Mandala de las caderas
174
Mandala del torso 175
Mandalas 172
Manipura 205
Manomaya 274
Mantra 293
Mariposa 50
Maya 273
Medicina tradicional china
226
Meditación de la montaña
160
Meditación mindfulness
155
Meditación para el cora-
zón 157
Meditación para la mente
156
Meditación para los
chakras 224
Meditación para manipura
206
Meditación Tonglen 84
Mente de principiante
165
Metal 227

Metta 164, 168
Movimientos yang 38
Mudita 164
Mudra 285
Mudra del loto 289
Muladhara 195

N

Nadis 34
Nadi shodhana 144
Namah 294
Namasté 63
Nidra 278
Niyamas 80
Nyasa 224

O

Om Namah Shivaya 294
Otoño 228

P

Paciencia 176
Pavan 286
Píngala 136
Pitta 258, 264
Postura del niño 279
Prana 37
Pranamaya 273
Pratyahara 80
Primavera 239
Primer chakra 195
Prithvi 268
Pulmones 230
Puraka 139
Pushpaputa 93

Q

Qi 36
Quinto chakra 215

R

Rajas 37
Rechaka 139

Respiración cuadrada 147
Respiración del bebé 148
Respiración igualada 147
Riñones 234

S

Sahasrara 193
Samadhi 81
Sankalpa 65
Sankalpa mudra 290
Santosha 80
Sa Ta Na Ma 296
Sattva 37
Satya 79
Saucha 80
Savasana 52
Segundo chakra 200
Seiza 223
Semilla dorada 40
Sexto chakra 220
Shanti path 297
She Let Go 100
Shraddha 184
Shuddhi 215
Sitali 148
Spanda 37
Sthira 58
Sukha 58, 68
Sukhasana 58
Surya bhedana 146
Sushumna nadi 195
Svadhisthana 200
Svadhyaya 80

T

Tadaka mudra 53
Tamas 37
Tapas 80
Tattvas 67
Tensión 179
Tercer chakra 205
Thich Nhat Hanh 186
Tierra 227
Tonglen 84

MIS LUMINARIAS

Mi especial agradecimiento por los consejos y comentarios de amigas, amigos, profesoras y profesores; sin vosotros esto no existiría.

Gracias por vuestra disposición a viajar a través de los océanos y arriesgaros. Nuestra comunidad yóguica se empodera con vuestra presencia. Todos habéis contribuido de manera visible e invisible y por ello os estaré siempre agradecida.

Nico Luce (nicoluce.com), por tu yang, tu fuego, tu pasión y las muchas y animadas horas de debate en este camino. Gracias por tu amable transmisión de las enseñanzas, una y otra vez, así como por tus originales contribuciones a este libro.

Joe Barnett (joebarnettyoga.com), por tu incansable trabajo y dedicación para transmitir las enseñanzas del yin a nuestra comunidad de forma inteligente, compasiva y sin ego. Un agradecimiento especial por volver a nuestro país en innumerables ocasiones y por ayudarme cuando realmente lo he necesitado. Eres un maestro generoso y con talento.

Muriel y Sebastián (with-yinyoga.com), por abrirme los ojos a este nuevo mundo en mi primera, y más especial, formación de yin. Gracias sobre todo por sugerirme que hiciera «esto» desde el principio. Los dos cambiasteis mi mundo.

Josh Summers (joshsummers.net), por ayudarme sin reservas con la MTC antes de que nuestros caminos se cruzaran en persona. Gracias por tu excelente pódcast, que nutre a profesoras de todo el mundo.

Doctor Timothy McCall (drmccall.com), por tu perspicaz y transformadora enseñanza del Ayurveda y por vivir bien tu vida desde el ejemplo y mostrarme cómo hacer lo mismo.

Pero, sobre todo, gracias a todas mis alumnas y alumnos por tener la voluntad de acudir una y otra vez a practicar con tanta dignidad.

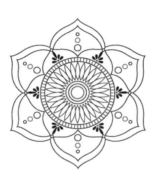